느리게 나이 드는 습관

일러두기

• 책의 사례에서 개인 정보와 관련된 부분은 변경하거나 삭제했으며 모든 이름은 가명입니다.
• 책 속의 정보는 의사의 진료를 대신할 수 없고, 의학적 치료에 대해 궁금한 점이 있다면 의사의 조언을 구해야
  함을 알립니다.

느리게 나이 드는 습관

: 노년내과 의사가 알려주는 감속노화 실천법

초판 발행 2023년 12월 11일
11쇄 발행 2024년 10월 15일

지은이 정희원 / **펴낸이** 김태헌
총괄 임규근 / **책임편집** 권형숙 / **진행·교정교열** 고영아 / **디자인** 어나더페이퍼
영업 문윤식, 신희용, 조유미 / **마케팅** 신우섭, 손희정, 박수미, 송수현 / **제작** 박성우, 김정우

펴낸곳 한빛라이프 / **주소** 서울시 서대문구 연희로 2길 62
전화 02-336-7129 / **팩스** 02-325-6300
등록 2013년 11월 14일 제25100-2017-000059호 / **ISBN** 979-11-93080-14-6 03510

한빛라이프는 한빛미디어(주)의 실용 브랜드로 우리의 일상을 환히 비추는 책을 펴냅니다.

이 책에 대한 의견이나 오탈자 및 잘못된 내용은 출판사 홈페이지나 아래 이메일로 알려주십시오.
파본은 구매처에서 교환하실 수 있습니다. 책값은 뒤표지에 표시되어 있습니다.
한빛미디어 홈페이지 www.hanbit.co.kr / **이메일** ask_life@hanbit.co.kr
한빛라이프 포스트 post.naver.com/hanbitstory / **인스타그램** @hanbit.pub

지금 하지 않으면 할 수 없는 일이 있습니다.
책으로 펴내고 싶은 아이디어나 원고를 메일(writer@hanbit.co.kr)로 보내주세요.
한빛라이프는 여러분의 소중한 경험과 지식을 기다리고 있습니다.

느리게 나이 드는 습관

노년내과 의사가 알려주는 감속노화 실천법

정희원 지음

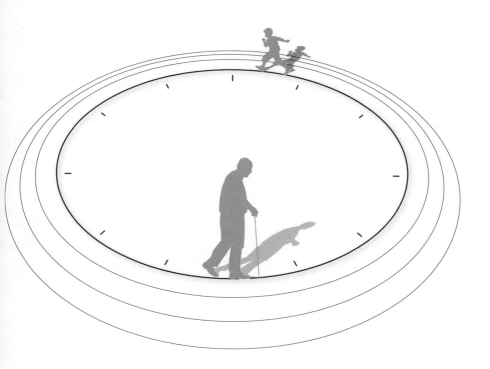

HB 한빛라이프

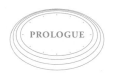
자연스러운 변동성과
돌아오기 위한 닻

: 목표와 수단을 오해하지 말라

매일 많은 분이 약과 처방전, 영양제 묶음을 들고 나의 진료실을 찾는다. 그중에는 여러 건강 서적과 다양한 강의 영상을 섭렵하고 오시는 분도 많다. 건강과 나이듦에 대해 고민하는 사람의 궁극적인 목표는 한 가지다. 덜 노쇠하고 더 활력있는 미래를 맞이하는 것. 하지만 많은 이들이 올바른 방향으로 항해하고 있는지 고민한다. 때로는 여기저기서 들은 좋다는 것은 죄다 실천해 보지만 되려 몸 상태가 악화되기도 한다.

각종 미디어를 통해 건강 정보를 접하던 60대 남성이 진료실을 찾았다. 매일 생채소를 갈아 먹고 2만 보씩 걸었더니 처음 한 달은 컨디션이 참 좋았다고 했다. 그런데 1년여 만에 체중이 10kg 이상 빠지고

기력이 너무 떨어졌다고 했다. 스스로 근감소증을 만든 경우다. 이 경우 당장 필요한 처방은 언뜻 건강해 보이지 않을 수도 있는 '흰쌀밥과 고기'다.

체성분 검사에서 근육은 부족한데 지방은 너무 많아 단백질 보충제를 열심히 챙기던 다른 60대 여성은 어떨까. 근력 운동을 충분히 하지 않은 상태에서 단백질 보충제를 과도하게 섭취하면 단백질 보충제는 열량이 되어 다시 지방으로 쌓일 뿐이다. 이때는 오히려 단백질 보충제 섭취를 멈추고 근력 운동에 더한 충분한 유산소 운동을 습관화하는 것이 급선무다.

오랜 기간 헬스장을 호령하며 근력 운동에는 자신이 있다던 70대 초반의 남성은 자세의 불균형이 너무 심해 광범위한 근골격계 통증을 경험하고 있었다. 그가 여러 의료진에게 들은 권고는 근력 운동과 걷기를 그만두라는 것이었다. 하지만 사람이 걷지도 못하면 여생을 침대에서 보내야 하는 것 아닌가.

건강한 생활 습관은 내가 설정하는 목표에 도달하기 위한 하나의 수단일 뿐이다. 이를 어떻게 조합하고 습관으로 만드는지가 중요한데, 아쉽게도 불특정 다수를 대상으로 이루어지는 방송이나 강좌에서는 '이럴 수도 있고 저럴 수도 있습니다' 식의 이야기를 하기 어렵다. 그러다 보니 방송이나 매체를 따라 본인의 몸에 맞지 않는 방법을 실천하게 되고, 건강하자고 한 노력이 결국 병을 키우는 경우가 너무나 많다. 느리게, 더 건강하게 나이 들기 위해서는 본인에게 잘 맞는 중용의 지점을 찾아야 한다. 그 중용의 지점은 생애 주기에서 내가 어디에 위치해 있는지에 따라서도 달라지고, 내 몸이 가지고 있는 대사적 특성에 따라서도 달라진다.

나는 그래서 늘 전체를 아우르는 조감도적 관점에서 건강한 삶을 구성하는 여러 요소의 포트폴리오를 바라봐야 한다고 이야기한다. 앞선 두 권의 책과 수많은 강의에서 큰 틀의 건강에 대해 이야기했지만, 이를 개인의 구체적인 생활 습관으로 연결시키기 위한 방법은 일일이 다루지 않았다. 좋은 정보가 이미 충분히 많다고 생각했기 때문이다. 하지만 정작 진료실이나 강연에서 만난 분들이 실제로 아쉬워하는 것은, 건강이라는 '달'을 보기 위해 누군가가 손을 잡아 '손가락'의 방향까지 가리켜 줬으면 하는 것이었다. 우리가 삶을 사는 과정에서 어떻게 먹고, 움직이고, 생각하고, 휴식할지에 대한 지침을 거시적인 관점에서 시작해 점차 확대해 들어가는 과정이 필요하겠다는 생각이 들었다. 그래서 이 책을 썼다.

중용을 지키는 지속 가능한 건강 전략

많은 사람이 내가 렌틸콩과 귀리밥, 채소와 베리류만 먹고 단 음식은 쳐다보지도 않으며 술을 절대로 입에도 대지 않고 매일 똑같은 양의 운동을 기계처럼 할 것으로 오해하는 것 같다. 경박단소輕薄短小

한 식사, 충분한 신체 활동, 회복 수면 등의 생활 습관을 만들어 유지하는 것 자체가 스트레스가 되어서 오히려 병이 나는 것이 아니냐는 질문을 해오기도 한다. 주로 20~30대가 이런 질문을 많이 하는데, 스트레스를 화끈하게 풀고 지금을 즐기면서 사는 것이 오히려 나은 삶이 아니냐는 의미일 것이다.

그런데 사실은 반대다. 건강한 식사나 신체 활동, 회복 수면, 절주, 머리 비우기의 공통점은 우리 몸의 스트레스 호르몬 수준을 낮춘다는 점이다. 달을 바라보기 위해 손가락이 대략 어떤 위치에 있어야 하는지를 알고, 전반적인 생활의 균형이 건강한 중용을 향하도록 만드는 지속 가능한 전략을 취하는 것이 중요하다. 예를 들어 식사와 입맛이 자연스러워지고 식욕 중추가 정상화되면서 나타나는 선순환은 집중력과 수면의 질, 판단력에 도움이 된다. 이런 선순환은 덜 자극적인 음식에서도 충분한 즐거움을 얻을 수 있는 사람으로 나를 바꾸어 준다. 반대로 생활 습관의 세세한 요인이 교조주의와 같이 오히려 삶을 옥죄도록 하는 것은 주객이 전도되는 것과 같다.

사회적으로 성공한 사람, 특히 자기관리를 잘하는 사람 중에는 건강관리를 기업 경영과 비슷한 관점으로 생각하면서 체중이나 혈압, 혈당과 같은 파라미터(매개변수)를 엄격하게 관리하는 경우도 흔히 본다. 그렇지만 매일의 일상, 나아가 건강과 관련된 요인을 모두 꾹 눌러 변동이 없도록 관리하는 것은 불가능할 뿐 아니라, 그리 건강한 방법도 아니다. 맥박을 비롯해 사람의 생리를 구성하는 지표 역시

적절한 변동성이 존재하는 것이 건강하다. 예를 들어 심장의 맥박 변동성heart rate variability은 과도한 스트레스에 노출되었을 때 그 자연스러운 다양성을 상실하게 된다. 과학자들이 이해하고 있는 느리게 나이 드는 방법도 마찬가지다. 건강한 식사, 충분한 신체 활동, 절주와 금연, 충분한 잠과 과도하지 않은 스트레스, 사람과의 적당한 관계는 어찌 보면 조화로운 삶을 목표로 삼았을 때 그저 바깥으로 드러나는 모습일 수 있다. 이렇게 주객의 관계가 전도되는 경우라면, 건강한 생활 습관이 오히려 병을 만들 수도 있다.

건강을 위해 최선을 다하고 있는데도 여러 답답한 점이 있어 진료실을 찾은 60대 남성의 사례를 살펴보자. 항상 피로하다고 느끼는 그는 늘 건강과 관련된 매체를 시청하며 '항노화'에 대한 책도 빠짐없이 읽는다고 했다. 특별한 지병은 없지만 철저히 블루존 식사를 실천하고 있었고, 여기에 더해 하루 두 시간씩 걷는다고도 했다. 아주 마른 몸매인데, 사실은 영양실조에 가까운 체질량 지수였다. 노트 한 페이지에 빼곡하게 적혀있을 만큼 여러 비타민과 보조제도 매일 한 움큼씩 복용하고 있었다. 건강에 좋다는 것은 다 하고 있는데 왜 이렇게 몸이 좋지 않은지 모르겠다는 볼멘소리가 나왔다. 이야기를 더 자세히 들어 보니 원래는 통통한 체형이었으나 2년 전 당뇨 전 단계와 고지혈증에 해당한다는 말을 듣고, 약을 먹지 않으려고 체중을 15kg 가까이 감량한 후 이를 유지하고 있다고 했다. 검사를 해보니 근육량뿐 아니라 뼈 밀도도 상당히 낮았는데, 결국 생활 습관의 구성 요소 하나하나는 문제가 없었지만 수단과 목표가 뒤바뀌어 전반적인 건강 상태를 해치게 된 상황이었다. 이 남성 환자에게 가장 필요한 처방은 중용에 가까운 자연스러운 균형 회복이다.

즐기면서 사는 게 낫지 않냐는 20~30대 젊은이와 건강하다고 알려진 생활 습관에 강박적으로 빠져들었던 마지막 사례의 60대 남성은 겉으로 드러나지 않는 공통점이 한 가지 있다. 바로 노화, 즉 나이 듦을 부정하고 거부하려는 생각이다. 그런 태도는 젊어서는 건강한 삶, 느리게 나이 드는 삶의 방식에 대한 완강한 거부로 나타나 '미래 일은 생각하지 말고 현재 자신의 행복을 위해 소비하라'와 같은 방어 기제로 표출된다. 하지만 어느 순간 몸과 마음에 이상 징후가 나타나면 건강 강박이나 의료 쇼핑처럼 반대편으로 방어 기제가 발현되기도 한다.

과학자들은 노화에 대한 긍정적, 부정적 시각을 점수화해서 연구에 사용한다. 뉴질랜드의 젊은 성인들을 관찰한 연구에서, 노화를 부정적으로 바라보는 사람은 전반적으로 더 나쁜 생활 습관을 지니고 있을 뿐 아니라 동년배보다 몸과 마음의 건강 상태 또한 좋지 않았다. 나이 듦에 대한 시각은 수명에도 큰 영향을 줄 수 있다.《나이가 든다는 착각》을 쓴 예일대의 베카 레비Becca Levy 교수팀이 장년기의 미국인 660명을 23년간 관찰했더니, 노년에 대해 긍정적 사고를 하는 이들이 부정적으로 생각하는 이들보다 7.5년 더 생존했다. 노화에 대한 부정적 인식을 가진 사람들의 혈중 스트레스 호르몬 수치가 더 높게 나타나기도 했다. 수명을 7.5년 줄이는 효과는 평생 하루 한 갑 정도 담배를 피우는 것과 비슷하다.

많은 사람이 나이듦을 피해야 할 대상이나 없애야 할 대상으로 생각하는 것 같다. 실제 나는 노화를 박멸할 수 있는 생활 습관을 소개하는 TV 프로그램을 만들자는 제안, 노화를 퇴치할 수 있다는 과학 기술에 대한 책을 만들자는 제안 등을 자주 받는다. 이런 시각은 본질을 놓친 채 노화와 생활 습관에 대한 왜곡된 생각을 강화할 수도 있다. 베카 레비 교수는 한 실험에서 단 10분 동안 나이를 긍정적으로 바라보게 함으로써 사람들의 기억력과 신체 기능, 심지어 삶의 의지까지 개선할 수 있다고 했다.

그래서 때로는 맛있는 음식과 술을 즐길 마음의 여유도 있어야 한다. 중요한 것은 건강하고 자연스러운 삶으로 돌아오기 위한 중용의 닻이다. 삶의 모든 면을 억지로 통제하려는 노력에 치중하기보다는 내 삶이 비뚤어짐에서 벗어나 점차 경박단소한 자연스러움을 찾아갈 수 있도록 허용해 주기만 하면 된다.

성공적인 인생 이모작을 위하여

2030년대가 되면 대한민국은 전 세계에서 가장 장수하는 나라가

된다. 또한 지금 50~60대인 분들의 상당수는 좋든 싫든 100세까지 살 것으로 예상된다. 가장 최신 데이터인 2021년 생명표에서 60세의 기대여명은 26.0년(남성 23.5년, 여성 28.4년)인데, 마지막 5년을 제하고도 무려 21년이 남는다. 2021년 통계청에서 취업 유경험자가 생애 가장 오래 근무한 일자리에서 일한 기간은 평균 15년 2개월임을 발표한 바 있는데, 이 수치와 비교해 보면 그야말로 인생 이모작을 해 볼 수 있는 시대라고 할 수 있다. 이 연장된 수명은 자기의 능력과 관심을 노후에도 계속해서 최대한 활용할 수 있는 독특한 기회를 제공한다.

인생 이모작은 몸과 마음이 젊은 상태, 내재역량이 충만한 상태일 때 가능하다. 앞으로는 직장과 취미, 본업과 부업의 관계가 희미해진다. 이모작의 시기에 경험하는 활동들은 내재역량을 강화하는 수단이며, 삶의 목적의식과 성취감을 유지하는 수단이기도 하다. 반대로, 몸과 마음이 조로早老에 이른 상태라면, 숫자 나이가 어리고 돈이 아무리 많더라도 이 시기를 노쇠한 병치레의 시기로 보내게 될 수 있다.

이 책에서는 이 이모작 기간을 최대한 활용하기 위해 건강한 몸과 마음을 유지하는 것의 중요성에 대해 파고들 것이다. 여기에는 내재역량의 요소들인 운동, 영양, 스트레스 관리 및 정신 건강 등이 광범위하게 포함된다. 또한 현대 사회에서 변화하는 일과 취미의 개념 속에서 개인이 행복과 열정을 추구하기 위해 내재역량을 어떻게 사용할 수 있는지 살펴볼 것이다. 궁극적으로, 노년기를 건강하고 역동적인 기간, 꾸준한 성취를 이룰 수 있는 완성의 시기로 재편하기 위한 실질적인 조언과 전략을 제공하는 것이 이 책의 목표다. 이를 통해 유병 장수의 우울한 생각에서 벗어나 우리 앞에 펼쳐진 장수 기회의 잠재력을 이해하며, 내재역량을 효과적으로 관리하고 활용하는 방법을 배움으로써 자신의 노화 과정을 제어하고 충만한 노년을 만들 수 있을 것이다.

본론으로 들어가기에 앞서 미리 일러두고 싶은 것이 하나 있다. 사람의 노화 궤적을 이해하고 내가 이 궤적의 어디에 위치하는지를 파악해야 올바른 건강 습관의 목표를 설정할 수 있다. 그렇기에 파트 1에서는 사람의 나이듦과 관련해 생물학적, 의학적, 사회적인 의미와 변화를 먼저 살펴본다. 하지만 이 부분이 딱딱하게 느껴져 읽기 어렵다면, 어떻게 먹고 움직이고 생각할지에 대해서 다루는 파트 2~4로 먼저 넘어가도 된다. 이후에 다시 파트 1로 돌아오면, 딱딱했던 내용이 조금은 부드럽게 읽힐 것이다.

차례

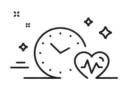

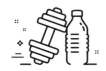

PART 4
뇌 건강 지키기
호흡부터 스트레스 관리까지, 뇌와 몸의 연결성을 이해하라

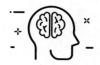

PART 1

노화 이해하기

'오래'가 아니라 '건강하게'에 초점을 맞춰라

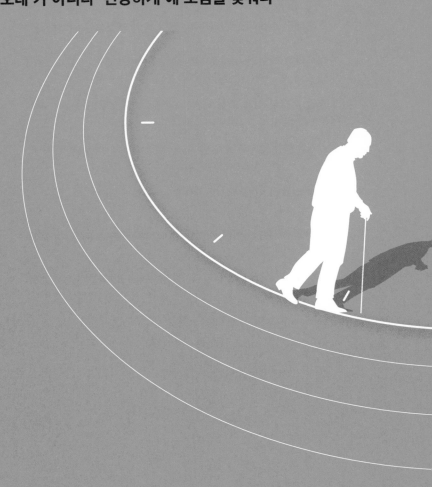

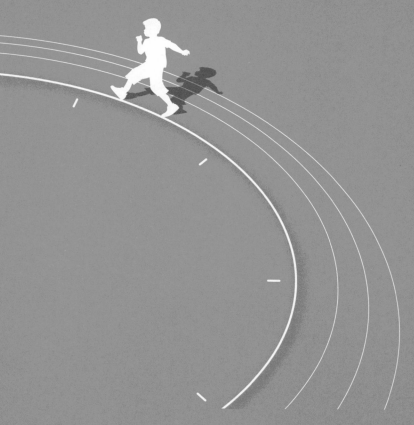

우리는 보통 '노화'라고 하면 주름진 얼굴, 굽은 허리, 느린 걸음걸이 같은 특징적인 모습을 떠올린다. 하지만 사람마다 얼굴과 성격이 다르듯 노화의 속도나 정도는 천차만별로 나타나며, 여기에는 유전자뿐 아니라 유년기부터 누적된 삶의 방식, 환경 노출, 운까지도 영향을 준다. 80세가 되었을 때 젊은 성인과 비슷하게 활기찬 삶을 영위하느냐, 침상에 누워 시간을 보내느냐의 차이는 지금부터의 내재역량 관리에 달렸다. 100세 시대, 앞으로 남은 50년의 인생 계획을 잘 세우기 위해서는 노화와 그 현상의 결과를 제대로 이해할 필요가 있다.

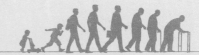

누가 '노인'인가

• 숫자 나이는 의미가 없다 •

아직도 많은 사람이 어떤 자리에서 고령화와 관련된 주제의 발표를 할 때, '우리나라의 인구 고령화가 매우 빠르며 65세 이상이 현재 전체 인구에서 몇 퍼센트를 차지하고 있다'는 내용으로 이야기를 시작하는 경우가 많다. 그러나 '노인이 증가하고 있다'는 내용을 몇 분에 걸쳐서 이야기하는 것은 발표의 도입으로는 썩 좋지 못한 방법이라고 생각한다. 동시대를 살아가는 사람 중 인구 고령화가 진행된다는 사실을 모르는 사람은 없다. 그리고 이보다 더 중요한 이유는 '65세'라는 숫자 나이에 기반한 통계는 많은 현상을 왜곡하는 결과를 가져오기 때문이다. '65세 이상 인구'라는 것은 마치 '한국인'처럼 광범위한 인구 집단일 뿐인데, 그것을 일반화, 범주화해서 현상의 추이를 잘못 이해하고 다가오는 미래를 잘못 대비하는 결과를 초래할 수 있다.

특정 연령이나 생물학적 특성의 집단은 그들이 살아온 사회 경제적 환경뿐 아니라 전체 인구에서 차지하는 비율도 다르다. 65세 이상 인구로 새로이 편입되는 집단의 특성이 매년 변하기 때문에 사실 '65세 이상 인구'의 특성 또한 매년 변할 수밖에 없다. 실제 최근 경제적으로 부유하며 비교적 건강 상태가 좋고 고등 교육의 노출이 많은 50년대, 60년대 생이 대규모로 65세 이상 인구 집단에 편입되고 있기 때문에, 갑작스럽게 우리나라의 노인 인구 집단이 더 건강하고 부유하며 정보통신기술에 대한 접근도 뛰어난 것처럼 보인다. 2021년 여름에 발표된 〈2020 노인실태조사〉에서 이와 같은 현상이 실제로 관찰된다. 연간 출생아 수가 가장 많았던 베이비부머 인구 집단이 빠르게 나이가 늘어가니 '평균 노인'의 모습이 바뀌는 것이 당연하거늘, 정부는 '달라지는 노인 세대'를 이야기하며 밝고 희망찬 미래를 그리고 있으니 실소를 금하기 어렵다. 인구 집단에 들어있던 사람의 모습이 바뀐 것이 아니라 더 젊고 부유한 인구 집단이 노인 범주에 포함되었을 뿐인데, 집단의 평균값만 보니 실제로는 아무 일도 아닌 것을 굳이 해석하려 하는 것이다.

생물학적으로는
누가 노인인가

태어난 날로부터 65년 또는 780개월이 지나면 노인으로 갑자기 분류되는 이 사회의 통념은 여러모로 썩 마음에 들지 않는다. 그 결과로 벌어지는 일이 좋든 나쁘든 이렇게 분류하는 자체가 인종주의나 성차별처럼 연령주의인 것이다.

그렇다면 생물학적, 의학적으로 의미가 있으려면 노인을 어떻게 정의해야 할까?

먼저 생물학적으로 노인이란 노화에 따라 몸에 고장이 쌓이고, 그 결과 사람이라는 시스템이 굴러가는 방식에 유의미한 변화가 나타나야 한다. 조직(근육 조직, 지방 조직 등)이나 장기(심장, 콩팥 등) 수준에서 바라보면 한 사람 안에서도 고장이 쌓이는 속도에 상당한 차이가 있는데, 이 고장 정도를 개인 차원에서 모두 더해 본다. 이렇게 더한 고장의 정도가 몸 전체 시스템의 특성에 영향을 줄 정도여야 한다. 그것을 노인의학적으로 정의 내리면 노쇠 frailty가 발생해 있는 상태가 된다.

뒤에서 더 자세히 설명하겠지만 노쇠를 측정하는 방법으로 '노쇠 지수frailty index'라는 것이 있다. 고혈압, 당뇨병 같은 질병의 유무, 걷는 속도 등의 신체 기능, 기억력을 포함한 인지 기능, 우울감의 유무 등 건강 상태를 알 수 있는 요소를 측정해 몸의 고장 정도를 계산하는 방법으로, 100개 중 10개가 고장 나면 노쇠 지수는 0.1이 되는 식이다. 나무 블록으로 탑을 쌓는 보드게임 '젠가'를 생각해 보자. 블록 탑의 구조적 안정성을 유지하는 어느 한계 지점이 존재하는데, 완전히 무너지는 것을 사망이라고 한다면 나무 블록 한두 개를 더 뺐을 때 무너질 수 있는 상태를 '상당히 진행된 노쇠'라고 할 수 있다. 이 상태가 노쇠 지수로 대략 0.25 이상에 해당된다. 다시 말해 사람에게서 기능적으로 측정할 수 있는 요소 중 1/4 정도에 이상 소견이 보이는 상태이다(노쇠 지수와 관련해서는 뒤에서 더 자세히 다룬다). 내재역량intrinsic capacity*이 정상 범위에서 25% 정도 깎여 나갔다는 것으로 이해해도 좋다.

노쇠 지수가 0.25 정도가 되면 집안일이나 식사 준비 등에 어려움이 발생하므로 완전히 독립적으로 생활을 영위하기는 어려워진다. 노인의학적으로는 일상생활 수행 능력에 조금씩 문제가 생기는 상태이며, 사회적으로는 노인장기요양보험 4등급 정도를 받고 국비 지원으로 요양보호사를 하루 세 시간까지 쓸 수 있는 상태이다. 생물학적으로 좁은 의미의 노인은 이 정도부터를 칭하

---

* 사람의 내재적인 역량의 총합으로, 세계보건기구WHO에서 건강한 노화를 위해 제시한 개념이다. 이동성locomotion, 인지cognition, 정신적 안녕psychological well-being, 활력vitality, 감각기-시청각sensory-visual and hearing, 사회와 물리적 환경social and physical environment 등이 내재역량의 영역을 구성하며, 쉽게 말해 한 사람이 가지고 있는 고유 성능의 총합이라고 할 수 있다. 고장난 부분을 측정한 것이 노쇠 지수라면, 고장나지 않은 부분이 내재역량이다.

는 것이 합당하다. 후반부에 더 자세히 다루겠지만, 이렇게 노쇠가 있는 분들을 통상적인 성인으로 간주하고 투약이나 시술이 이루어지면 예기치 못한 합병증이 생기는 경우가 많기 때문에 노인의학적인 접근이 꼭 필요하다.

범위를 좀 더 넓혀 보면, 눈에 보이지는 않더라도 몸속 시스템에 노화에 따른 변화가 쌓여 삶의 방식이나 의학적인 돌봄에 있어 통상의 성인과는 다른 접근법이 필요한 사람까지도 노인으로 정의할 수 있다. 중년기에는 실컷 잘 먹으면 배가 나오기 쉽고 그 결과 대사 과잉이 만성질환을 일으키는 등 문제가 되는 경우가 많은데, 이를 양(+)의 에너지 수지를 가지고 있다고 이야기한다. 하지만 노쇠 지수가 0.15~0.25에 도달하면 서서히 몸은 음(-)의 에너지 수지를 향하게 된다. 이 시점부터는 걷는 속도가 느려지고, 식욕이 이전 같지 않으며, 근육은 줄고 힘이 자꾸 빠지는 등의 신체적 변화가 나타난다. 작은 병에 걸려도 회복이 잘 되지 않고, 몸이 자꾸 고장 나는 듯한 기분이 들기도 한다. 몸이 쉽사리 축나는 형태로 바뀌는 것이다. 이렇게 몸이 양의 에너지 수지에서 음의 에너지 수지로 바뀌어 가는 시점을 '예비 노인'이라고 하면 좀 더 적확하겠지만, 넓은 의미의 노인으로 정의해도 문제는 없을 것 같다. 현시점의 우리나라 인구에서는 72~73세 정도에 해당한다.

최근 미국 스탠퍼드 대학교 연구진들은 생애 주기에서 우리 몸

노쇠 지수	특징
0.15 이하	노쇠하지 않음
0.15~0.24	넓은 의미의 노인(노쇠 전 단계). 허리가 굽고 걷는 속도가 느려지는 등 신체적 변화가 나타남. 노인의 모습이 보이기 시작
0.25 이상	상당히 진행된 노쇠. 집안일이나 식사 준비에 어려움이 발생하는 등 독립생활이 어려워짐

[표1] 노쇠 지수에 따른 특징

이 생물학적으로 크게 변화하는 시점이 34세, 60세, 78세라는 연구 결과를 발표했다. 78세는 사람의 평균 노쇠 지수가 대략 0.25가 되는 시점과 일치한다. 반면 150여 년 전 산업 혁명 시대를 생각해 보면 기아와 빈곤, 열악한 노동 환경과 위생을 고려했을 때 65세 시민의 노화 정도가 노쇠 지수 0.25에 해당했을 가능성이 높다. 미국의 4선 대통령 프랭클린 루스벨트가 고혈압과 이에 따른 뇌출혈로 사망한 연령은 겨우 63세였다. 결국 생물학적, 의학적으로는 숫자 나이보다 노화 정도나 노쇠 정도가 개개인의 미래를 더 잘 설명할 수 있으므로, 노인의 기준을 나이로 정하는 것만큼 의미 없는 일도 없을 것이다.

느리게 나이 드는 습관

사회적으로는
누가 노인인가

"40이 새로운 30", "50~60대는 신新중년"이라는 말은 우리의
삶이 헬스용 고무밴드를 잡아 늘인 것처럼 오른쪽으로 늘어나고
있음을 이야기한다. 2005년 프랑스에 살고 있는 40세 여자는 향
후 44.7년을 더 살 것으로 예상되었다. 그런데 1952년에서는 30세
여자가 44.7년을 더 살 수 있었다. '40이 새로운 30'은 지난 50년
간 우리가 건강하고 젊게 살 수 있는 10년을 얻게 되었다는 말이
다. '신중년'은 지금의 60대가 과거의 50대처럼 건강하고 사회적
활력을 유지한다는 것을 의미한다. 세상의 기대수명(한 시점에 태
어나는 사람이 생존할 것으로 기대되는 기간)이 꾸준히 증가했고, 앞
서 언급한 것처럼 건강수명도 늘어나면서 개개인의 생애 주기 자
체가 늘어지고 있는 것이다.

사회적으로는 점점 교육에 사용하는 기간, 안정된 직장에 자리
잡는 연령, 첫 결혼 연령, 자가를 가지게 되는 연령 등이 모두 뒤로
밀리고 있다. 그런데 노인의 정의는 여전히 65세로 고정되어 있는
것이 아이러니하다. 65~70세에 해당하는 인구 집단은 생물학적, 의
학적 뿐만 아니라 사회적으로도 점차 젊은 성인과 차이가 없게 된
다. 이에 따라 사람들이 생각하는 노인의 기준도 점차 상향되었다.
최근 발표된 2020년 노인실태조사에 따르면 조사 대상의 74.1%가

노인 연령 기준을 70세 이상으로 생각하고 있었다. 세상이 이렇게 변하는 동안 여전히 고정된 노인 연령 기준 때문에 사회의 지속 가능성에 대한 우려가 커지고 있다. 아프지 않고 정상적으로 사회생활을 수행할 수 있는 사람들이 65세가 넘었다는 이유로 피부양 인구로 계산되기 때문이다. 기준 나이를 올리는 일은 여러 가지 돈 문제가 걸려 있는 일이라 정부에서 손을 대기 어려워하는 안건이다. 하지만 사회 보장제도의 지속 가능성과 미래의 세대 간 소득 이전 문제를 고려한다면 결국 노인에 대한 기준 연령 상향은 피할 수 없다.

워런 샌더슨Warren Sanderson 등은 건강수명의 증가와 사회 구조의 꾸준한 변화를 고려할 때 기대 여명(한 시점에서 기대되는 사망까지의 남은 시간)이 15년이 되는 시점을 노인으로 정할 것을 제시하는데, 이러한 방법을 '전향적 연령 기준'이라고 한다(그림 1). 현행의 65세 기준처럼 지금까지의 살아온 기간을 돌아보는 '후향적 연령 기준'과 반대되는 개념이다. 노인의학적으로는 기대 여명이 15년 정도가 되면 노쇠 지수로 0.15 정도이며, 사회적 직업적 기능 수행에 약간의 어려움이 생기거나 돌봄을 받을 필요성이 생기는 시점과도 비슷하니 상당히 의미가 있다. 결국 기대 여명이 15년이 되는 시점을 노인으로 정하면 '노인'에 준한 복지 서비스가 필요한 인구 집단의 특성이 바뀌지 않게 유지할 수 있다. 다시 말해, 지금처럼 65세에서 자르기 때문에 발생하는 오류를 피할 수 있다는 말이다. 이것과 관련해 흥미로운 오류로는 '65세 이상 인구에

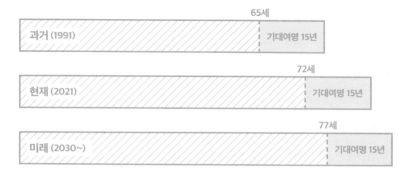

전향적 연령 기준 수명 증가와 함께 기대 여명 15년이 남는 시점도 꾸준히 늘어나고 있다.

서의 강력 흉악 범죄 증가' 같은 것이 있다. 강력 흉악 범죄를 저지를 만큼 신체적으로 중년에 가까운 65세 인구가 늘어나서 생기는 현상을 놓고, 학자들은 복잡하고 다양한 설명을 붙인다. 또한 '전향적 연령 기준' 방법으로 노인의 기준만 제대로 바꿔도 노년 부양비가 낮아져 모두가 걱정하는 돌봄 대재앙을 예방할 수도 있다. 노인 기준 연령을 적절히 조정하는 일은 생물학적, 의학적, 사회적으로 모두 의미 있는 일이다.

그래서
누가 노인인가

생물학적, 의학적, 사회적 의미를 모두 종합해 보면 2022년 시점으로 우리나라에서 의미 있는 노인 기준은 여성 73세, 남성 70세 정도가 될 것이고, 성별을 구분하지 않는다면 72세로 정해도 무방할 것으로 생각한다. 그리고 코로나19 이전의 미래 기대수명 증가 추이가 유지된다는 가정하에(인류가 온실가스의 배출을 극적으로 줄여 기후 위기의 진행을 억제해야 한다는 대전제도 함께 붙는다) 2050년경에는 이 기준이 77세 정도로 올라갈 것으로 예상한다.

인구 집단의 평균이 이렇다는 이야기고, 개인으로는 숫자 나이와 생물학적 노화 정도의 괴리가 점점 다양해질 가능성이 크다. 꾸준히 내재역량 관리를 수행하는 사람은 90세에 가깝다 해도 젊은 성인과 비슷한 삶을 영위하게 되는 식이다. 즉, 경제적 부와 마찬가지로 사람의 노화 속도에도 양극화가 일어나기 시작할 가능성이 높다. 때문에 미래에는 숫자 나이보다는 사람의 내재역량이 더 중요하게 되며, 특히 노년기에는 내재역량의 정도가 경제적 부를 넘어서는 가치로 인정받을 가능성이 크다. 이미 만성질환이 생기기 시작했다고 해서 낙심할 필요는 없다. 내재역량 관리는 이미 노쇠가 생기기 시작한 노년기에도 충분히 가능하고, 다면적인 생활 습관 개선이 이루어지면 10~15년치의 신체 기능 개선을 이뤄내는 경우도 흔하기 때문이다. 이 책의 나머지 부분에서 그 방법을 구체적으로 다룬다.

1. 생물학적으로 '넓은 의미의 노인'은 노쇠 지수 0.15 이상(건강 상태를 알 수 있는 요소 100개를 측정했을 때 15개가 고장 난 상황), 즉 노화에 따른 고장이 어느 정도 쌓여 신체 기능이 떨어져서 허리가 굽고 걷는 속도가 느려지는 등의 모습이 나타나는 시점부터로 정의할 수 있다.

2. 기대수명과 건강수명이 크게 증가했음에도 사회적으로 노인의 기준은 여전히 65세이다. 기대 여명이 15년이 되는 시점을 노인으로 정하는 '전향적 연령 기준'을 적용하면 현재 야기되는 각종 문제나 오류를 해결할 수 있다.

3. 생물학적, 의학적, 사회적 의미를 종합했을 때 2022년 우리나라의 노인 기준은 여성 73세, 남성 70세 정도이고, 성별을 구분하지 않는다면 72세로 정할 수 있다. 그러나 숫자 나이보다 중요한 것은 노쇠의 정도이며, 미래에는 개인의 내재역량 정도가 경제적 부를 넘어서는 가치로 인정받을 가능성이 크다.

노화의 조건

• 노화는 내가 살아온 삶의 결과다 •

모두가 고령화와 노화에 관해 이야기하는 시대, 노화aging라는 단어만큼 광범위한 사회 분야에서 오남용되는 단어를 찾기도 어려운 것 같다. 생명공학정책연구센터에 따르면 미용 시술과 관련 기기, 의약품과 치료제, 건강기능식품 등을 포괄하는 항노화antiaging 시장은 2022년 기준 전 세계적으로 109조 원 규모에 달한다고 한다. 이 중 절반 이상인 56.9%를 차지하는 것이 미용 시술 또는 식이 보조제 시장이다. 이 돈은 어디로 들어가는 것일까? 그리고 109조 원의 돈은 과연 얼마나 유의미한 노화 지연을 이룩할 수 있을까?

2018년 세계의 총생산GDP은 95,583조 원이다. 전 세계 총생산의 0.11%가 항노화에 사용된다는 말이다. 노화를 낮게(?) 하려고 이렇게 많은 돈을 쓴다니, 노화라는 현상이 무엇인지 이해해 볼 필요가 있다. 참고로 이코노미스트에 따르면 전 세계 GDP 중 헬스케어 관련 지출은 10.2%이다. 항노화뿐만 아니라 노화의 결과인 질병과 장애의 치료 및 관리를 포괄하면 전 세계 총생산의 5%가량을 사람의 노화와 관련된 현상에 지출한다고 볼 수 있다. 많은 선진국에서 노인 관련 의료비가 전체 의료비의 50%를 훌쩍 넘기 때문이다. 삶을 계획하기 위해 노화와 그 현상의 결과를 사실에 가깝게 이해하는 것은 충분히 시간을 들일 만한 일이다.

노화란
대체 무엇인가

노화의 정의는 '유전자와 환경이 시간의 흐름과 상호작용하여 세포, 조직, 기관, 개체에 일으키는 구조와 기능의 변화'이다. 표준 국어대사전에서는 '질병이나 사고에 의한 것이 아니라 시간이 흐름에 따라 생체 구조와 기능이 쇠퇴하는 현상'으로 정의하지만, 고혈압이나 당뇨병, 고지혈증 같은 많은 질병은 그 자체가 생물학적 노화의 결과인 경우가 많으므로 원인을 별도로 제할 필요는 없어 보인다. 생물학적 기전이 때에 따라 강화되기도, 약화되기도 하므로 생체 구조와 기능이 꼭 '쇠퇴하는 현상'이라고 할 수도 없다. 결국 시간과 유전, 환경의 상호작용으로 벌어지는 무척이나 광범위한 변화를 노화로 묶을 수 있다. 단, 태어난 시점부터 생식이 가능한 연령대까지의 변화인 '성장과 발달' 과정은 통상적으로 노화에 포함하지 않는다.

보통 사람은 근력과 신체 기능이 정점에 달하는 30세 정도부터 노화가 시작된다고 받아들이고 있다. 많은 교과서에서는 노화의 시작을 노화가 존재하는 이유에 대한 천착으로 시작한다. 예를 들어 생식과 양육이 마무리될 즈음이면 더 이상 진화적으로 가치가 없게 되므로 생식과 양육을 돕던 생물학적 기전들이 일정 시점부터는 반대로 노화와 질병, 사망을 초래하게 된다는 이론이다. 그러나 이 책의 주요한 목적은 실제 생물학적 노화에 기여하는 인자가 무엇인지, 노화가 사람의 삶에 어떠한 영향을 주는지를 이해해서 우리의 삶을 계획하고 보다 낫게 만드는 것이므로 노화의 철학적인 이론적 배경을 더 자세히 논의하지는 않으려고 한다. 생물학적인 노화의 기전들이 어떻게 사람이 나이 들어가는 모습에 반영되는지 간략하게나마 들여다본다.

노화의
핵심 특징들

노화의 생물학적 기전, 또는 핵심 특징hallmarks에 대해서는 지난 60여 년의 연구를 바탕으로 어느 정도 과학자들 간의 합의가 이루어져 있는 편이다. 수많은 생물학적 기전 중 노화의 핵심 특징으로 인정받으려면 세 가지 조건을 만족해야 한다. 우선 정상적인 노화 과정에서 수행하는 역할이 있어야 하며, 실험적으로 활성화하면 노화를 가속할 수 있어야 하고, 반대로 실험적으로 억제하면 노화를 지연시키거나 되돌려서 건강수명을 증가시킬 수 있어야 한다. 이 조건을 만족시키는 핵심 특징으로 유전적 불안정성, 텔로미어 길이 감소, 후생유전학적 변화, 단백항상성 이상, 영양 감지 이상, 미토콘드리아 기능 이상, 세포 노화cellular senescence, 줄기세포 고갈, 세포 내 통신 변화 등이 있다. 몇 가지를 자세히 알아보자.

생명체는 살아가는 동안 구조와 기능을 유지하기 위해서 끊임없이 세포를 새것으로 교체하는데, 이 과정에서 체세포 분열과 복제가 일어난다. 세포 내에서는 에너지를 생산하는 소기관인 미토콘드리아가 사멸과 재생산을 끊임없이 거친다. 이렇게 세포가 교체되어 가는 과정에서 비정상적 유전자가 축적되면 세포가 정상적인 기능을 수행하지 못하게 되고, 때로는 무한 분열을 막는

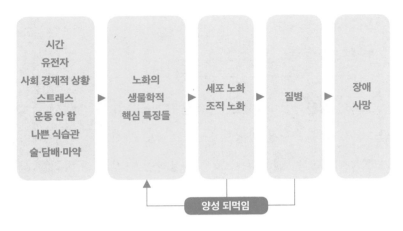

[그림 2] **노화의 생물학적 과정** 노화의 생물학적 변화는 여러 가지 요인이 합쳐져서 속도가 조절되며, 일단 그 속도가 빨라지기 시작하면 더욱 빨라지는 특성(양성 되먹임)이 있다. 그 결과 질병 개수의 증가와 장애, 사망으로 이어진다.

브레이크의 고장이 생기면서 이상 세포가 결국 암세포가 되어버리기도 한다. 이러한 세포의 유전적 불안정성에 영향을 주는 것이 노화의 기전중 하나인 활성산소reactive oxygen species, ROS에 노출되는 것이다. 미토콘드리아 유전자의 이상은 미토콘드리아 기능 이상을 초래하고 이는 활성산소를 비정상적으로 높인다. 이런 식으로 유전적 이상이 너무 많이 쌓여버린 세포가 더 이상 증식하지 못하고 조용히 남아있도록 만드는 기전이 '세포 노화'이다. 세포 노화의 결과 노화 세포senescent cell가 만들어지고, 이 세포는 여러 가지 염증 물질을 내뿜어 전신적 노화 속도를 더 빠르게 만든다. 그리고 과잉 영양과 같은 생활 습관은 인슐린 저항성을 만들고 앞서 언급한 노화의 핵심 기전 전반에 영향을 주어서 세포와 조직의 노화 과정을 더 빠르게 만든다(그림 2). 이렇게 여러 생물학적 기전이 얽히고설켜서 겉에서 볼 수 있는 질병과 장애를 만드는 것이 노화의 생물학적 과정이다.

노화의 특성을 이해하는 것이 중요하다

이미 이것만으로도 복잡하지 않은가? 그런데 이뿐만이 아니다. 사람의 노화는 이런 다양한 생물학적 기전이라는 함수들이 노화의 결과인 '질병'과 '여러 기관의 기능 변화'라는 함수와 다시 섞여서 벌어지는 결과로, 일반적인 접근 방식이 잘 들어맞지 않는 경우가 많다. 세상일이 대부분 그렇지만, 특히 생명체의 노화는 함수 자체의 특성이 시간에 따라 변화되는 복잡계이므로 상황과 조건에 따라 투입과 결과가 크게 달라질 수 있다. 예를 들어 비정상적으로 높은 농도의 활성산소에 노출되는 것은 세포에 해로운 정도의 유전적 이상을 초래하고 결과적으로 사망으로 이어질 수도 있지만, 그렇다고 정상적인 세포에서 활성산소를 억제하는 것이 개체의 건강을 향상할 수 있음을 뒷받침하지는 않는다. 오히려 미토호메시스mitohormesis라고 하여 통상적인 운동을 통해 언을 수 있는 어느 정도의 활성산소 노출은 노화의 기전을 억제하고 비정상적인 구조를 가지게 된 단백질(세포 내의 노폐물이라고 생각하면 쉽다)을 청소할 기회를 제공하는 것으로 알려져 있다. 또 다른 예로, 노인에게서 근육단백질 합성을 촉진할 수 있는 '류신'을 포함한 단백질을 젊은 생쥐에게 과량 투여하면 노화를 가속시킬 수도 있다.

사실, 개개의 생물학적 기전을 기억하는 것보다 이러한 노화의 특성을 이해하는 것이 훨씬 더 중요하다. 노화에 대해서 현대 생물학이 알고 있는 것보다 아직 알지 못하는 것이 훨씬 많기에 개별 기전을 모두 암기한다고 해서 노화를 정복할 수 있는 것도 아니기 때문이다. 나아가 이러한 특성을 이해해야 세상에 존재하는 수많은 협잡꾼(당신의 돈을 노리고 빼앗기 위해 일부러 논리를 만드는 사람도 있고, 의도치 않게 생물학적 노화의 특성을 오해하고 잘못된 이야기를 하는 사람들도 있다)으로부터 우리의 재산과 건강을 지킬 수 있기 때문이다. 자산 시장에서 자기 재산을 지키기 위해서는 특정 자산군이 유망함을 이야기하는 협잡꾼들이 왜 그런 이야기를 하는지, 또 그 이면에는 어떤 문제점이 있는지를 파악할 수 있어야 하는 것과 마찬가지다. 어쨌든 노화는 아주 복잡한 세포 내 기구들의 오케스트라 연주에 의해 점진적으로 진행되는 생물학적 과정이다.

느리게 나이 드는 습관

티끌 모아 태산 되는
노화의 결과

우리는 보통 '노화'라고 하면 주름진 얼굴, 굽은 허리, 느린 걸음걸이 같은 특징적인 모습을 떠올린다. "마흔이 되면 자기 얼굴에 책임을 져야 한다"라는 말이 있는데, 정말로 라이프스타일과 밀접한 상관이 있는 생물학적 노화는 우리 몸에 그 결과를 남긴다. 일단 인공지능 알고리듬을 이용하면 얼굴만 보고도(시쳇말로 액면가라고도 한다) 인구 집단 수준에서 숫자 나이와 생물학적 나이를 알아낼 수 있다는 연구도 있다. 앞서 이야기한 생물학적 노화는 이를 넘어서는 전신적인 변화를 어떻게 일으키는 것일까? 세포나 조직 수준에서의 눈에 보이지 않는 미세한 구조와 기능 변화가 쌓이면 주요한 장기의 기능에 유의미한 영향을 가져오게 되고, 이것을 의학은 '질병'이라고 일컫는다. 마찬가지의 구조와 기능 변화가 전신적인 기능에까지 영향을 미치게 되면 결국 스스로 일상생활을 영위하거나 사회와 상호작용하는 것에 지장을 준다. 이를 노인의학에서는 '기능 저하' 또는 '장애'라고 한다.

평균적인 유전자를 가진 사람이 젊어서 담배를 열심히 피우고, 혈당을 급격히 흔들리게 만드는 가공식품 위주로 식사하며, 운동은 거의 하지 않은 채 30년 정도를 성인으로 살아간다고 가정해 보자. 과잉 영양의 결과로 영양 감지 체계에 교란이 생겨 염증성 사이토카인을 내뿜는 복부 지방이 축적되고, 전신의 인슐린 저항성이 서서히 증가할 것이다. 세포는 쫄쫄 굶을 기회가 없으니 자가포식이 일어날 기회도 없고, 에너지를 만들어 내는 미토콘드리아의 기능은 악화 일로를 걷는다. 하지만 이런 변화를 눈치채기 어렵다. 그러던 어느 날 건강검진에서 당뇨병과 고혈압이 생겨났음을 듣는다. 당뇨병은 간단히 설명해 우리 몸이 혈당을 처리해 내는 능력, 즉 내당능이 일정 수준 이하가 되는 것이고, 고혈압은 주요 혈관의 탄성이 어느 정도 아래로 나빠지는 것이다. 이 사람은 이후 콩팥 기능도 나빠지게 된다. 콩팥 기능이 일정 수준 이상 떨어지면 만성 콩팥병이라는 진단이 붙을 것이다.

사람마다 얼굴과 성격이 다르듯 몸속의 구조나 기능의 변화가 생기는 속도는 많은 차이를 보이는데, 어떤 기관과 기능에 노화가 더 빠르게 오는지는 유전자뿐 아니라 유년기부터 누적된 삶의 방식과 환경 노출, 심지어 운까지도 영향을 준다. 이렇게 노화의 결과는 한편으로 질병 목록이 되어 나타난다. 흔히 진료실 수준에서 측정할 수 있으며 노화의 결과로 생각되는 질환은 관절염, 암, 부정맥, 만성 콩팥병, 만성 폐쇄성 폐 질환, 심부전, 관상동맥 질환, 치매, 우울증, 당뇨병, 골다공증, 뇌경색 등이 있다. 그러니 60~80대가 되었을 때 내가 가진 병의 목록들, 즉 만성질환의 목록은 어느 정도는 성인기를 거치면서 살아온 삶의 결과라고 생각할 수 있다.

그럼 이러한 변화는 어떻게 전신적인 기능에까지 영향을 주게되는 것일까?

오래된 자동차를 생각하면 쉽게 이해할 수 있다. 처음에는 아주 자세히 들여다봐야만 알 수 있는 문제가 생기기 시작한다. 이러한 문제 중 일부는 사용하는 데 불편함이 따르긴 하지만, 자동차가 가고 서고 하는 주요한 기능에는 영향이 없을 수도 있고, 또 어느 정도는 임시방편으로 고쳐서 유지할 수도 있다. 그러다가 결국에는 고장이 누적되어 운행이 불가능한 상황이 된다. 인간의 몸도 똑같다. 고혈압 자체로는 증상이 없지만 그 결과 발생한 혈관성 치매로 인지 기능에 문제가 생기면 장을 보기는커녕 끼니를 챙겨 먹지도 못하게 되고, 일상생활에 수발이 필요해진다. 이것이 기능 저하다. 기능 저하가 심해지면 결국에는 요양원이나 요양 병원 신세를 지게 된다. 식욕이 떨어지고 끼니를 챙겨 먹지 못하는 데다가 신체 기능이 떨어져 거동까지 어렵다 보니 근육량은 더욱 감소하고 결국 낙상이나 골절을 맞이하게 된다. 고관절 골절은 많은 경우 1~2년 내의 사망으로 이어지는 주요한 노인 질환이다. 이렇게 노화는 질병, 기능 저하와 사망으로 이어진다.

NOTE

1. 노화는 유전자와 환경이 시간의 흐름과 상호작용하여 세포, 조직, 기관, 개체에 일으키는 구조와 기능의 변화이다.

2. 노화는 다양한 생물학적 기전이 얽히고설켜 벌어지는 결과로, 조건과 상황에 따른 변수가 많다. 생물학적 기전을 기억하는 것보다 이러한 노화의 특성을 이해하는 것이 훨씬 더 중요하다.

3. 사람마다 얼굴과 성격이 다르듯 몸속의 구조나 기능의 변화가 생기는 속도에도 많은 차이를 보이며 유전자, 유년기부터 누적된 삶의 방식과 환경 노출, 운까지도 영향을 준다. 60~80대가 되었을 때 내가 가진 병의 목록은 어느 정도 살아온 삶의 결과라고 생각할 수 있다.

사람은 어떤 모습으로
나이 들까?

노화는 유전, 건강 상태, 생활 습관, 환경 등 다양한 요인에 의해 사람마다 상당히 다른 양상을 보이지만, 아주 일반적으로는 나이대별로 아래와 같은 변화가 나타난다. 특히 60대 이상부터는 사람마다 신체, 인지 기능과 만성질환의 패턴이 큰 폭으로 차이 나게 되므로, 숫자 나이에 따른 평균적인 기능 정도를 개인에게 적용하는 것에는 무리가 있다.

나이대별 노화 관련 특징

20대

 신체적 능력이 최고점에 이르는 시기. 20대 후반부터는 대체로 체력이 서서히 감소하기 시작한다. 스트레스나 부족한 수면 등으로 인해 피부 문제가 발생할 수 있다.

30대

체력, 근력, 신체적 능력이 천천히 감소한다. 호르몬 변화로 전반적인 대사가 느려져 체중 증가가 일어날 수 있고, 대사 과잉에 취약해진다. 피부의 탄력성이 감소하며, 눈 주변에 미세한 주름이 생길 수 있다. 골밀도가 점차 감소한다.

40대

체력, 근력의 감소가 더욱 명확해진다. 눈의 조절력 감소로 멀거나 가까운 거리를 보는 데 어려움을 겪을 수 있다. 피부 노화가 두드러지게 나타나기 시작하며, 주름이 더욱 뚜렷해진다. 고혈압, 당뇨병, 고지혈증 등 만성질환 위험이 증가한다.

50대

체력, 근력의 감소, 골밀도의 저하가 계속된다. 남성의 경우 전립선 문제, 여성의 경우 폐경과 관련된 문제가 발생한다. 대사가 더욱 느려져 체중 증가와 함께 당뇨병, 고혈압 등 만성질환 위험이 더욱 증가한다.

60대 이상

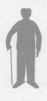

체력과 근력 감소가 계속되며, 일상생활에 미치는 영향이 점점 커진다. 골밀도 감소로 인한 골절 위험이 상승한다. 기억력 감소가 체계적으로 나타나기 시작하며, 일부 사람들은 경도인지장애나 치매 등 뇌와 관련된 문제를 경험할 수 있다. 잠을 오랜 시간 이어서 자는 것이 어려워진다. 눈과 귀에 대한 문제가 발생할 가능성이 높고, 시력과 청력이 감소할 수 있다. 심장 질환, 고혈압, 당뇨병, 암 등 만성질환 발생률이 크게 증가한다.

느리게 나이 드는 습관

생물학적 나이와 건강수명

• 어떻게 나이 드는지가 중요하다 •

노화는 유전자와 환경이 시간의 흐름과 상호작용하여 세포, 조직, 기관, 개체에 일으키는 구조와 기능의 변화라고 설명했다. 이런 특성을 보면 노화는 일종의 속도 개념과도 같다. 그 속도가 생활 습관 등의 요인에 의해 빨라지거나 느려지는 것이다. 생물학 연구에서 가속노화accelerated aging, 역노화reverse aging, rejuvenation라는 개념이 있다. 유전자 또는 환경을 조절하거나 생물학적 기전을 조작하는 방법으로 노화의 속도를 조절하는 것이다. 생쥐를 2년 가까이 사육해야 얻을 수 있는 나이 든 모습을 동물 실험을 통해 빠르면 6개월 정도 만에 얻을 수도 있고, 식이를 조절하는 방법으로 노화 속도를 올리기도 한다. 반대로 특정 약제를 이용해 노화된 세포를 제거하거나 운동, 절식과 같은 생활 습관 조작 방법을 이용하면 모델 동물의 노화 속도를 더디게 하거나 노화 정도를 역전시키는 것도 가능하다.

생물학적 나이와 노쇠 지수

차를 몰고 여행을 계속하면 주행거리계가 늘어나듯, 우리 몸도 노화가 쌓이면 개체의 구조와 기능에 변화가 누적된다. 이 누적된 정도를 표준화된 방법으로 측정하는 방법이 바로 생물학적 나이biological age다. 생물학적 나이는 인구 집단 평균으로 보면 숫자 나이chronological age(시간 나이)와 비례하는 척도이면서, 개개인의 노화 다양성(숫자 나이와 실제 노화 축적 정도의 괴리)을 설명할 수 있는 척도가 된다.

생물학적 나이를 측정하는 여러 방법 중 가장 널리 알려진 것은 법의학 영역에서 사체의 연령을 추정하기 위해 사용하기도 하는 후생유전학epigenetic 나이로, DNA의 분자적 변화를 이용해 나이를 예측한다. 혈액의 단백질체(혈액 내에 존재하는 단백질의 총체)나 대사체(대사와 연관이 있는 물질들의 총체)를 이용하거나 텔로미어telomere(염색체 끝을 보호해 주는 DNA 서열)의 길이를 통해서도 생물학적 나이를 계산할 수 있다. 이렇게 미시적인 방법과 달리 사람을 겉으로 보고, 어떤 경우에는 피 한 방울조차 뽑지 않고 생물학적 나이를 알 수 있는 방법도 있다. 바로 '노쇠 지수frailty index'라는 것이다.

노쇠 지수를 측정하기 위해서는 노화 정도에 따라 값이 바뀌거나 고장이 생기는 것이면서, 진찰이나 면담을 통해 측정할 수 있는 항목을 30가지 이상 측정한다. 대신 한쪽으로 치우치지는 않게 한다. 예를 들어 30개의 항목이 죄다 혈압과 관련된 변수여서는 곤란하다. 주식시장에서 코스피 지수 같은 벤치마크를 추종하는 데 반도체 회사만 30가지를 모아서는 안 되는 것과 마찬가지다. 이렇게 적어도 30개 이상의 측정 항목에서 정상은 0, 이상은 1이라고 점수를 주고, 총점수를 구성 항목의 개수로 나눠 나온 값이 노쇠 지수가 된다. 만약 측정 항목이 100개였고, 그중 10개의 항목에 해당되었다면 노쇠 지수는 0.1이 되는 식이다.

측정한 항목 개수가 같다면 사람들의 평균 점수는 나이가 많아질수록 지수적으로 올라간다. 0~1의 범위로 나타나는 노쇠 지수도 결과적으로 전체 인구 집단에서 나이에 비례한다. 이런 원리를 이용하면, 개인의 노쇠 지수를 숫자 나이가 같은 동년배의 평균과 비교해 그 사람이 노화가 더 축적되었는지, 덜 진행되었는지를 꽤 정확히 알 수 있다. 그리고 앞서 살펴본 것처럼 이 노쇠 지수가 일정 정도가 되면 생물학적으로는 '노인의 몸'이라고 할 수 있다. 이렇게 '노인의 몸'을 가지게 되면 질병, 투약, 치료나 스트레스 등 환경 변화에 대해 많은 측면에서 몸의 반응이 이전 과는 달라진다. 이 이야기는 아주 중요하므로 이후 더 자세히 다룬다.

기능은
노화 정도를 반영한다

실제로 인구 집단에서 조사해 보면 그림 3-(A)에서처럼 노화와 연관성이 있는 이상 소견의 개수는 나이에 따라 증가한다. 노쇠 지수도 마찬가지로 그림 3-(B)처럼 인구 집단에서 나이를 추종한다. 곡선은 기하급수적으로 하늘을 향하는데, 모양을 자세히 보면 대략 60대 초반까지는 아주 천천히 오르다가 이후 급격히 증가되는 것을 볼 수 있다. 이는 복리로 붙는 이자가 쌓여가는 모습과 아주 흡사하다. 앞으로 이 책에서 더 자세히 다룰 여러 생활의 요령은 개인적인 삶에서 이 이자율을 관리하는 방법이라고 생각해도 좋다.

노인 인구 집단에서 노화 정도를 평가하는 데 사용할 수 있는 기능적 항목으로는 걷는 속도, 악력, 하지 근력, 균형 감각, 근육량, 인지 기능부터 스스로 얼굴을 씻을 수 있는지, 교통수단을 이

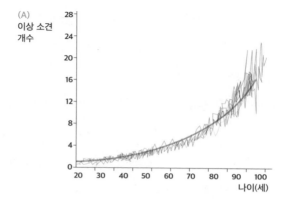

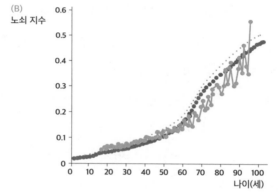

그림 3 인체의 이상 소견 개수를 대규모 인구 집단에서 평균으로 나타내면 생활 습관이나 유전자의 차이는 제외한 시간 자체의 영향을 떼어내서 관찰할 수 있다.

(A) **나이에 따른 이상 소견 개수** 나이가 많아질수록 평균적인 이상 소견 개수가 증가한다.＊

(B) **나이에 따른 노쇠 지수** 나이가 많아질수록 노쇠 지수가 커진다. 60세에 약 0.2 수준이던 노쇠 지수는 70세에 약 0.3을 넘어서고, 이후 급격하게 증가한다.

＊ (A) Mitnitski A, Song X, Rockwood K. Assessing biological aging: the origin of deficit accumulation. Biogerontology. 2013 Dec;14(6):709-17.

(B) Taneja S, Mitnitski AB, Rockwood K, Rutenberg AD. Dynamical network model for age-related health deficits and mortality. Phys Rev E. 2016 Feb;93(2):022309.

용할 수 있는지와 같은 일상생활 수행 능력에 관련된 것까지 다양하다. 분자생물학적 검사로 노화를 평가하는 것이 절차가 복잡하고 비용이 많이 든다는 문제가 있다면, 수십 개의 항목을 문진하는 것은 시간이 많이 들고 경험 많은 전문가가 인터뷰해야 한다는 한계가 있다. 그래서 연구자들은 조금 더 간단한 방법으로 노화를 평가할 방법을 계속해서 연구해 오고 있다. 점점 확실해지는 것은 '움직임과 관련된 신체 기능'은 상당히 간단하면서도 정확한 노화 평가 방법이라는 것이다. 예를 들어 평소대로 걸었을 때 1초에 1미터 이상의 속도(1.0m/s)가 나온다면 웬만해서는 앞으로 10년 이내에 사망할 가능성이 없다고 예측할 수 있다. 걷는 속도와 의자에서 일어나는 데 걸리는 시간 등을 조합해 계산한 생물학적 나이는 인터뷰를 통해 계산한 노쇠 지수나 분자생물학적인 방법으로 측정된 생물학적 나이에 필적하는 정확도를 보인다. 눈에 보이지 않는 구조와 기능 이상이 쌓이고 쌓여서 실제로 큰 문제가 될 정도면 그 문제는 마치 깔때기처럼 모여 바깥으로 드러나는 신체 기능 변화로 관찰된다는 것인데, 결국 사람의 나이듦에 있어서 움직이는 능력의 중요도가 아주 높다고 할 수 있겠다. 반대 방향의 명제도 성립하는데, 사람마다 나타나는 신체 기능의 차이를 들여다보는 것만으로 그 사람의 노화 축적 정도, 다시 말하자면 삶의 경로의 차이를 어느 정도 알아낼 수 있다.

느리게 나이 드는 습관

노쇠는
삶의 방향을 결정한다

노인의학자들이 노쇠의 진행에 따른 신체 활동 능력과 일상생활 수행 능력의 변화를 유심히 관찰하고 노쇠 지수 항목을 연구해서 만든 점수표가 표 2의 임상 노쇠 척도Clinical Frailty Scale다. 이표의 그림만 간략히 보더라도 노화라는 거대한 프레임에서 우리몸이 어떻게 변화하는지 알 수 있다.

점수/단계	설명
1. 매우 건강 Fit	강건하고 활동적이며, 활력이 넘치고 의욕이 넘치는 사람. 보통 규칙적으로 운동하며, 동년배에서 가장 건강한 편이다.
2. 건강 Well	현재 활동적인 질병, 증상은 없지만 매우 건강한 상태는 아니다. 가끔(특정 계절 한정 등) 격렬한 활동 혹은 운동을 한다.
3. 건강관리 양호 Managing well	의학적 문제를 비교적 잘 관리하고 있으나 일상적인 활동(걷기 등) 이상의 다른 격렬한 활동을 하지 않는다.
4. 아주 경미한 노쇠 Living with very mild frailty	일상생활에서 타인에게 도움을 받을 정도는 아니나 본인의 상태로 인해 활동이 제한되는 경우가 많다. 활동이 느려지거나 일과 중 피곤함을 느끼는 증상이 대표적이며, 생활에 타인의 도움이 서서히 필요해진다.

5. 경미한 노쇠 Mildly frail	행동 둔화의 양상을 보이며, 다소 어려운 도구적 일상생활 수행에는 도움이 필요하다. 대부분의 경미한 허약을 가진 사람들은 점차 쇼핑, 야외에서 혼자 걷는 것, 식사 준비, 집안일 등을 수행하기 어려워진다.
6. 중등도 노쇠 Moderately frail	모든 외부 활동과 집안일에 도움이 필요한 상태. 실내에서는 계단 오르기, 목욕 등을 혼자 할 수 없는 경우가 많고 옷 입기에도 약간의 보조가 필요할 수 있다.
7. 중증 노쇠 Severly frail	신체적 혹은 인지적인 이유로 타인에게 완전히 의존하고 있으나, 상태가 안정적이고 사망 위험(6개월 이내)도 높지 않아 보이는 상태.
8. 초고도 노쇠 Very severely frail	수명이 얼마 남지 않은 상태로 일상생활을 타인에게 전적으로 의존한다. 사소한 질병에서도 회복하기 어렵다.
9. 말기 환자 Terminally ill	임종이 얼마 남지 않은 상태다. 암 등 두드러지는 기저질환에 의해 6개월 이하의 기대수명 상태.

표 2 **임상 노쇠 척도** Clinical frailty scale[*]

＊ (c)Dalhousie University. 덜하우지의 록우드Rockwood 그룹이 만든 것을 한국어로 번역한 것이다. 록우드 교수 제공.

임상 노쇠 척도표를 국내 상황에 맞게 좀 더 현실적으로 살펴보자.

1~3점: 노인으로 보지 않아도 된다. 숫자 나이는 80대라 하더라도 사회적 의미에서는 60대와 크게 다르지 않다. 기본적인 건강관리와 만성질환 관리에서 일반적인 성인에 준한 방식을 따르면 된다.

4점: 대략 노쇠 지수 기준 0.15~0.25에 해당하는 점수로 우리가 생각하는 노인의 모습을 보이기 시작한다. 대중교통의 교통약자석에 그려진 지팡이를 짚은 어르신의 모습과 일치한다. 앞서 이 점수대를 '넓은 의미의 노인'으로 설명했다. 걷는 속도가 느려지고 식욕이 이전 같지 않으며, 근육은 줄고 힘이 자꾸 빠지는 등의 신체적 변화가 나타나는 시기이다. 아주 경미한 노쇠 또는 노쇠 전 단계라고 이른다. 여기까지는 혼자서 대중교통을 이용하거나 집안일을 하는 등의 일상생활이 가능하다.

5점: 노쇠 지수 기준 0.25 정도로 보호자 없이 혼자 교통수단을 이용해서 외부 장소를 방문하는 것이 어렵게 된다. 집에서 식사 준비를 하거나 다른 집안일을 하는 것 또한 어려워지는데, 많은 경우 노인장기요양보험 4등급 정도를 받아 하루 세 시간 요양보호사의 도움을 받는다. 누군가 집안일을 해주면 혼자 먹고, 씻고, 잘 수는 있는 단계다. 이 시점부터는 진료나 돌봄에서 아주 세심한 주의가 필요하다. 조금만 삐끗하면 침상에서 다시는 일어나기 어려운 심한 노쇠 상태로 이행해 버리는 경향이 있기 때문이다. 걸어서 병원에 입원했는데 누워서 퇴원하시는 어르신들은 주로 이 단계부터라고 생각해도 무리가 아니다. 또한 돈 관리나 행정 서비스 이용, 의사 결정 등이 어려워지기에 이 단계부터는 병원 외래와 입원 진료 전반에서 보호자가 필요하다. 결론적으로, 사회적으로 유의미한 돌봄 요구가 있는 분, 피부양자로서의 노인은 여기서부터라고 생각하면 된다.

6점: 집안일을 못 하는 것을 넘어 혼자 씻지 못하는 등 집안에서의 아주 작은 움직임도 상당히 제약이 생기며, 노인장기요양보험으로는 3등급 정도가 된다. 여기서 더 진행되면 거의 소파나 침상에 누워서 생활한다.

7~8점: 완전한 기능 의존 상태가 되면 노인장기요양보험 기준으로는 2등급이나 1등급을 받게 되고, 요양원 등의 시설에 입소할 수 있는 기준에 부합한다. 노인의학적으로는 상당한 재활의 노력을 하더라도 이전의 기능을 회복하기 어려운 상태다. 통계적으로 임상 노쇠 척도 7점부터는 기대 여명이 3년 미만, 8점부터는 1년 미만이 된다. 그동안 사용하던 약들에 대한 재검토가 필요하고, 연명 의료에 대한 고민도 필요한 시점이다. 성인의학에서 정립되어 있는 위험-이익 비율에 따른 의학적 치료와 처치, 검사의 의미가 이 영역에서는 사라지는데, 합병증 발생 가능성은 훨씬 높으면서 기대 여명이 짧다 보니 어떤 치료를 통해 개선할 수 있

는 삶의 질의 폭이 작기 때문이다. 노인의학이 발달한 나라에서는 개별 질환에 대한 성인의학적 관점의 치료보다는 남은 기능과 삶의 질에 초점을 맞추는 노인완화돌봄geriatric palliative care의 대상이 된다.

환자의 임상 노쇠 척도와 노쇠 지수를 질병 패턴과 함께 해석하면 기대 여명을 예측하거나 치료 계획을 세우는 데 큰 도움이 된다. 예를 들어 임상 노쇠 척도 5점 이상인 어르신은 검사나 치료를 위해 종합병원에 입원했을 때 섬망이나 욕창, 낙상을 경험하거나 입원이 장기화되고, 종국에는 집이 아닌 요양 병원으로 퇴원하며, 퇴원한 후에 1개월 내 다시 입원하거나 응급실을 찾을 가능성이 25%를 넘는다. 아주 조심스러운 진료가 필요한 인구 집단이다. 반면 임상 노쇠 척도가 4점 이하인 어르신은 이런 노인의학적인 문제를 겪을 가능성이 통계적으로 5% 미만이다. 노년기에는 기능 상태, 즉 내재역량이 삶의 방향을 결정하는 데 그만큼 강력한 영향을 미치는 것이다. 이렇게 이야기하면 그저 노쇠가 무섭다는 생각에 덜컥 겁이 날 수 있다. 하지만 노쇠 정도나 내재역량은 어느 정도 선까지는 나빠진 다음에도 잘 설계된 프로그램을 통해 나아질 수가 있다.

수명보다 중요한
건강수명

노화가 연속적인 스펙트럼의 개념이라는 것을 이해하고 나면 대체 건강수명이란 무엇인지에 대한 의문이 생긴다. '기대수명'이 통계적으로 해당 시점의 0세 아기가 앞으로 생존할 것으로 예상되는 기간을 이야기하는 것이라면, '건강수명Health-adjusted life expectancy, HALE'은 기대수명에서 건강수명 손실을 뺀 개념적인 수치를 말한다. 질병이나 사고에 의해 발생한 수명 단축 연수와 장애 연수를 차감하는 것이다. 예를 들어 2019년을 기준으로 한국인의 기대수명은 83.3년이며, WHO 계산 방법에 따른 건강수명은 73.1세이다(e-나라지표). 우리나라 사람들이 오래 살기만 하고 아프게 산다는 세간의 인식과는 달리, 한국인의 건강수명은 2000년 67.4세에서 2019년 73.1세로 약 5.7년 늘었다. 사실 건강수명이 늘지 않고 있다는 세간의 자료는 WHO와 우리나라 통계청의 계산 방식 차이에서 비롯된다. 통계청 방식은 하나라도 질병을 앓고 있는 기간을 모두 건강하지 않은 상태로 간주하기 때문에 관리가 가능한 만성질환이라고 해도 발견하는 순간 건강수명을 단축하는 인자로 적용한다. 예를 들어 고혈압이나 당뇨를 발견해 잘 관리하면 더 건강하게 살 수도 있는데, 앓게 되는 순간 건강수명은 끝이 난 것으로 계산된다. 조기에 만성질환을 찾아내서 관리하는 것이 오히려 노쇠나 장애를 예방할 방법인 만큼, 통계청의 계산 방식에 따른 건강수명 데이터만 놓고 사람들을 겁주는 것은 옳지 않다.

잘 나이 드는 것은 무엇일까?

나이 드는 방법의 좋고 나쁨을 판단하는 것은 어찌 보면 의미가 없다. 나이 드는 경로는 개인마다 다른 삶의 철학과 태어날 때부터 가지고 있는 유전자, 피하기 어려운 환경적 요인 등의 상호작용으로 결정되기 때문이다. 다시 말해, 건강수명을 늘린다거나 노쇠의 진전을 최소화한 채 나이 드는 것이 옳은 것인지 그른 것인지를 논의하는 것은 의미가 없다. 현실적으로 질병과 노쇠는 장애를 가지고 오며, 누군가의 돌봄이 필요한 삶을 사는 기간이 늘어나는 것을 의미한다. 이는 개인적, 사회적으로 지속 가능성이 떨어지고 비용이 많이 드는 일이다. 마음껏 먹고 즐기며 굵고 짧게 사는 것이 삶의 철학인 사람도 있지만, 안타깝게도 대개 짧게 살지 못하고 질병과 장애 탓에 오랜 기간 주변 사람을 고생하게 만든다.

이렇게 생각하면 잘 나이 드는 것은, 첫째로 젊어서부터 노화 속도를 적절히 늦추어 가면서 질병과 노쇠의 축적을 줄여 생물학적 의미에서 중년이 노년으로 이행하는 시점, '노인의 몸'을 가지게 되는 시점을 뒤로 미루는 것을 의미한다. 둘째로는 '노인의 몸'이 된 다음에 질병과 노쇠에 잘 대응해서 피할 수 있는 장애나 사망을 예방하는 것이다. 여기에 하나를 더하자면, 노쇠와 장애에 따라 삶의 마지막이 가까워진 시기에 불필요한 고통을 줄이는 것도 잘 나이 드는 것의 마지막 요소가 될 수도 있겠다. 이 세 가지 잘 나이 드는 방법이 이 책의 큰 주제라 할 수 있는데, 우선 노년의 얽혀있는 몸과 마음에 대해 한 걸음 더 들어가 보려 한다.

NOTE

1. 노화가 진행된 정도를 표준화된 방법으로 측정하는 방법을 '생물학적 나이'라고 한다. 대표적인 것이 '노쇠 지수'인데, 건강 상태를 알 수 있는 요소를 30가지 이상 측정한 후 정상은 0, 이상은 1이라고 점수를 주고, 총점수를 구성 항목의 개수로 나눈다. 측정 항목이 100개였고, 그중 10개에 항목에 해당되었다면 노쇠 지수는 0.1이 되는 식이다.

2. 개인의 노쇠 지수를 측정한 후 숫자 나이가 같은 동년배의 평균과 비교하면 그 사람의 노화 축적 정도를 꽤 정확히 알 수 있다.

3. 통계적으로 해당 시점의 0세 아기가 앞으로 생존할 것으로 예상되는 기간을 '기대수명'이라고 하고, 기대수명에서 건강수명손실을 뺀 수치, 다시 말해 질병이나 장애 없이 건강하게 살 수 있는 기간을 '건강수명'이라고 한다. 2019년을 기준으로 한국인의 기대수명은 83.3년이며, WHO 계산 방법에 따른 건강수명은 73.1세이다.

4. 잘 나이 드는 방법으로는 젊어서부터 노화 속도를 적절히 늦춰 질병과 노쇠의 축적을 줄이는 것, '노인의 몸'이 된 다음에는 질병과 노쇠에 잘 대응해 장애나 사망을 예방하는 것, 삶의 마지막이 가까워진 시기에 불필요한 고통을 줄이는 것을 꼽을 수 있다.

얽혀 있는 실타래

• 노쇠의 악순환에서 멀리 떨어져라 •

지금까지 노화에 따른 고장의 축적이 어떻게 겉으로 보이는 기능 감소로 나타나는지를 살펴보았다. 그런데 또 하나 주지할 것은, 노년기에 나타나는 변화는 서로 얼기설기 얽혀 있다는 사실이다. 어느 날 나의 진료실에 임상 노쇠 척도 5의 어르신이 찾아왔다. 노년내과에서 가장 흔히 보는 환자의 사례다.[*]

✎ 올해 77세가 된 김복순 씨는 10개월 전까지만 해도 하루 한 시간 이상 산책과 텃밭 가꾸기를 하고, 주말에는 교회에도 열심히 나가는

---

[*] 이 책에 사용된 사례는 모두 실제 사례이지만 이름은 가명이다. 실제 환자분을 특정할 수 있는 우려를 피하고자 세세한 사항은 조금씩 바꾼 것도 있다.

등 활동적인 삶을 살았다. 고혈압과 고지혈증으로 세 가지 약을 먹었지만 큰 불편함은 없었다. 그러나 6개월 전 즈음부터 갑작스레 소화가 안되고, 목 안에서 무언가 치밀어 오르는 느낌이 생겼다. 그리고 그 한두 달 전에, 그러니까 8개월 전 즈음엔 남편의 뇌경색으로 입원실에서 간병하는 등 스트레스를 받는 일이 있었다고 했다. 원래도 다소 마른 편이었던 김복순 씨는 그 시기에 잘 먹지 못하면서 3kg 정도 체중이 빠졌다. 이후 밤에 자려고 누우면 소변이 자주 마렵기 시작했는데, 자정 전후로 매일 서너 번은 깨서 화장실에 갔다. 이 문제로 '방광약' 두 가지를 복용했다. 그러자 증상은 다소 좋아졌지만, 대신 변비가 생기더니 심해지고 도통 소화가 안됐다. 식사를 잘 못했고, 온몸에 기운이 빠지는 느낌이 들어 바깥 활동도 하지 못했다. 잠이 도통 오지 않는데 소변은 계속 마려웠다. 견디다 못해 다른 의사를 찾아 수면제를 처방받았다. 그랬더니 잠이 들기는 했지만, 소변 때문에 중간에 깨서 화장실을 가야 했다. 낮에 꾸벅꾸벅 조는 시간이 늘어났으며 점점 집중력과 기억력이 떨어지는 것을 가족들이 눈치채게 되었다. 체중도 5kg이나 빠졌다. 걱정되어 치매 검사를 받아보니 인지 기능이 많이 떨어져 있었다. 머리 MRI를 찍어보니 뇌에서 기억을 담당하는 해마hippocampus는 그다지 쪼그라들어 있지 않았다. 하지만 상당한 인지 기능 저하가 관찰되어서 일단 전문치매 약물을 처방 받았다. 그런데 그 후로 메스껍고 속이 불편해 식사를 더 못하게 됐고, 낮에도 소변을 자주 보기 시작했다. 걱정스러운 딸이 이러다가는 큰일이 나겠다 싶어 근처의 병원에 모시고 갔다. 기본 피검사와 위 대장 내시경, 복부 초음파, 심장 초음파, 복부 CT 등 여러 검사 결과 특별히 큰 이상이 없다고 했다. 그렇지만 체중은 한 달에 1kg씩 계속 빠졌고 몸에는 아무런 힘도 남지 않은 느낌이라 거의 침대에 누워 하루를 보내게 되었다. 휠체어에 실려 온 김복순 씨의 모습은 영락없는 노쇠한 어르신이었다.

성인의학을 보는 각 전문 과목 의사의 시각으로 김복순 씨의 진단명과 문제를 적어보면 다음과 같다.

① 고혈압
② 고지혈증
③ 야간뇨와 절박뇨
④ 체중 감소
⑤ 변비
⑥ 소화 장애
⑦ 위축성 위염
⑧ 치매

김복순 씨는 증상에 맞게 비뇨의학과, 소화기내과, 신경과 등 각 전문 과목 의사가 진료하는 의원들을 올바르게 찾아갔고, 각과의 의사는 교과서와 진료 지침에 나오는 대로 검사를 했으며 부합하는 약을 처방했다. 그러나 처방받은 약이 하나둘씩 늘면서 오히려 김복순 씨는 쇠약감과 머리의 안개 낀 느낌이 점점 심해졌다. 왜 이런 일들이 벌어지게 된 것일까?

노쇠의
악순환

노화와 몸의 변화를 함께 살펴보는 노년내과 의사의 시각으로는 조금 다른 것들을 발견할 수 있다. 처음부터 근육량이 적은 편이었던 김복순 씨는 남편을 간병하면서 심한 스트레스를 받았고, 이에 따른 상당한 우울감과 수면 장애를 경험했다. 자정이 넘어서 겨우 잠든 후 서너 시면 눈을 떠 뜬눈으로 밤을 보냈다. 식사량이 줄어드는 것은 노인 우울증의 흔한 증상인데, 식욕이 떨어질 뿐만 아니라 같은 양의 음식을 먹어도 소화가 잘 안된다고 호소하는 이들이 많다. 그런데 어르신들은 심한 스트레스와 식사량 저하, 여기에 활동량까지 감소하면 몇 주 만에도 근육량이 크게 빠지는 경우가 많다.

사람이 병원에 입원해서 대부분의 시간을 침상에서 보내면 하루에 근력이 1%씩 줄어든다. 이렇게 근육이 빠지면 자연스레 근육이 하는 모든 생리적인 활동의 기능이 떨어진다. 계단 오르기, 걷기처럼 움직이는 기능뿐만 아니라 삼킴, 배뇨, 배변을 포함한 먹고 사는 데 필요한 기능이 떨어지며, 횡격막의 힘이 약해져 위 식도 역류 증상이 심해지기도 한다. 흔하지만 간과되기 쉬운 또 한 가지 문제는, 종아리 근육이 약해져 다리에서 심장으로 혈액 을 올려보내는 것이 어려워진다는 것이다. 그래서 오후에는 다리 가 붓고 밤에 자려고 누웠을 때 그제야 부종이 상체로 돌아오면 서 수면 초반부에 서너 번씩 화장실을 가게 된다.

이렇게 삼킴, 배뇨, 배변에 불편이 생기면 식사량은 더욱 줄어 드는 악순환이 일어난다. 게다가 밤에 소변 문제로 잠을 푹 잘 수 없으면 뇌는 충분히 회복되지 못한다. 결국 우울감이 악화되고 인지 기능, 신체 기능까지 함께 떨어진다. 이것을 노쇠의 악순환 이라고 한다(그림 4). 심한 경우 잘 걸어 다니던 분들이 2~3주 만 에 침대에서 일어나기 어려운 상태까지 나빠지기도 한다. 가장 안타까운 경우는 의학적으로 수술이나 치료는 정말 잘 되었는데, 몸과 마음이 허약해져 가족이나 요양보호사의 돌봄 없이는 살기 가 어렵게 되는 경우다. 노인의학적으로 김복순 씨의 문제 목록 을 정리하면 다음과 같다.

① **급성 노쇠와 동반된 인지 장애**[*]**, 변비, 실금, 식욕 저하, 근감소증 등 노인 증후군**

② ①의 원인이 된 우울증과 수면 장애

김복순 씨가 처방받은 흔히 사용되는 방광약과 소화제가 어떤 역할을 하는지 살펴보자. 방광은 신축성이 있는 풍선 같은 구조인데, 평소에는 이완된 상태에서 소변을 담으며 용적이 늘어나다가 일정 용량이 되어 뇌에서 소변을 보겠다는 결정을 내리면, 아세틸콜린acetylcholine, ACh이라는 신경 전달 물질에 의해 이 풍선이 수축하면서 소변을 배출한다. 정상적으로는 300~400cc 정도까지 방광이 늘어날 수 있지만 '과민성 방광'이라는 상태에서는 소변이 조금만 차도 급히 소변을 보고 싶은 생각이 든다. 노년기에는 이런 일이 더 흔하게 발생하고, 노년기에 흔한 질병인 당뇨, 치매, 우울증, 근감소증 등은 모두 과민성 방광을 경험할 가능성을 높인다. 이렇게 소변을 자주 보는 문제로 일상생활에 불편함을 느낄 정도가 되면 흔히 '방광약'을 처방받는데, 아세틸콜린이 방광에 있는 M3라는 수용체에 작용하는 것을 차단하는 약이다. 다시 말해, 방광 수축을 약화하는 약이다.

'방광약'으로 개발된 약은 가급적 몸의 다른 부분은 건드리지 않고 방광에 있는 M3라는 수용체에만 달라붙도록 설계되어 있다. 그렇지만 사람 몸의 여러 수용체는 구조가 비슷비슷하고, 아

※ 인지 노쇠cognitive frailty라고도 한다. 치매가 생길 만한 유력한 뇌 병변은 없는 상황이면서 신체 기능이 떨어지며 동시에 노쇠가 온 상태를 의미한다.

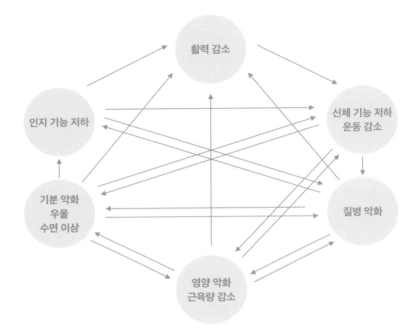

그림 4 **김복순 씨가 경험한 노쇠의 악순환** 한 가지 요소가 나빠지기 시작하면 다른 요소에 영향을 주고 결국 전체적인 신체 기능과 삶의 질이 나빠지는 악순환을 만든다.

세틸콜린이라는 신경 전달 물질은 하는 일이 굉장히 다양하다는 점에서 문제가 발생한다. 아세틸콜린은 인지 기능에도 중요한데, 대표적인 전문치매약물은 뇌 속의 아세틸콜린 양을 늘리는 방법으로 작동한다. 그래서 방광약처럼 아세틸콜린 신호에 영향을 주는 약(항콜린 약물이라고 부른다)은 머리로도 들어가서 인지 기능을 약간이라도 떨어뜨린다. 아세틸콜린은 장운동과 침·눈물의 분비에도 중요하다. 그래서 항콜린 약물들은 소화 장애를 유발하거나 변비를 악화시키기도 하고, 입이 마르거나 눈을 뻑뻑하게도 한다. 김복순 씨가 다른 병원에 방문해 내시경 검사를 받은 후 처방받은 소화 잘되는 약도 항콜린 약물이었다. 침이 마르고 소화가 더 안되고, 변비가 심해지고, 머리가 멍해지는 문제들은 활력이 떨어지고 식사가 어려워지고 있는 김복순 씨에게 최악의 부작용이라고 할 수 있다.

이렇게 머리가 계속 멍해지고 일상에서 실수가 늘자, 김복순 씨는 '경도 인지 장애' 판정을 받고 전문치매약물을 처방받았다. 그런데 이 전문치매약물, 소위 '치매약'은 굉장히 유명한 부작용이 있다. 바로 방광과 위장관의 예민성을 올리는 것. 앞서 전문치매약물은 아세틸콜린의 양을 늘린다고 했다. 정확히 김복순 씨가지금 겪고 있는 어려움을 악화시키는 방향으로 작용하는 것이다. 세 명의 의사가 처방한 여러 약 중에는 아세틸콜린을 올리는 약한 개, 떨어뜨리는 약 두 개가 들어 있었다.

찾아서 정리하고 풀어주기

노년내과 진료실에서는 이런 분들의 의학적, 기능적인 문제들을 전체적으로 평가하는 일을 최우선으로 한다. 진료실에서 약사와 함께 시간순으로 발생한 일들을 정리해 보니, 약의 개수가 부가적으로 처방한 식욕 촉진제, 항우울제, 수면제, 밤에 소변을 덜 만들어지게 하는 약, 혈압약, 고지혈증약을 포함해 10개가 넘었다. 약만 먹어도 배가 부르겠다는 생각과 함께 지금이라도 약을 정리하러 오셔서 다행이라는 생각을 하며 검사를 처방하고 약을 걷어냈다.

서로 상쇄되는 작용을 하는 약은 제거하고, 어르신에게 사용했을 때 부작용 발생 가능성이 높은 약은 빼거나 안전한 것으로 바꾼다. 임신부에게 사용하면 안 되는 약이 있다는 것은 많은 사람이 알고 있다. 소아에게도 성장에 영향을 주는 약들은 주의한다. 마찬가지로 노인에게 인지 저하, 섬망, 낙상, 전해질 이상, 콩팥 기능 저하, 위장관 출혈 등 다양한 합병증을 잘 일으킬 수 있어 주의해야 하는 약을 '잠재적 노인부적절약제potentially inappropriate medications in older adults'라고 한다. 인지와 균형에 영향을 주는 신경안정제는 줄이고, 수면 유도 효과와 방광의 예민성을 낮추는 효과가 함께 있는 항우울제를 처방했다. 이렇게 하면 방광약도 개수를 줄여볼 수 있다. 금세 약의 개수가 절반쯤으로 줄었다. 항콜린 약과 신경안정제를 많이 줄였으니 전문치매약물도 단기간 보류해 보기로 했다. 혈압약은 다리가 덜 붓고 변비를 덜 일으키는 것으로 바꿨다. 낮에 다리가 덜 부어야 밤에 누웠을 때 소변이 조금이라도 덜 나온다. 자기 전에는 꼭 누워서 코어 운동을 하도록 교육했다. 균형 감각이 떨어져 있어서 골다공증 검사를 하고, 골절을 예방하기 위한 주사를 처방했다. 한동안 제대로 먹지 못해서 혈액 검사에 이미 영양 결핍의 징후가 보였다. 다행히 아직 뚜렷한 삼킴곤란은 없고, 치아도 당장은 문제가 없어서 흔히 영양 보충 음료라 불리는 균형 영양식을 처방하고, 사용 방법을 교육했다. 이 과정은 그림 4의 악순환을 반대 방향으로 풀어내기 위한 노력이다. 아쉽게도 우리나라의 의료 시스템은 이와 같은 자세한 진료를 하면 할수록 손해가 커진다. 노인의학적 관점에서 진료를 하고 싶은 의사는 많지만, 어쩔 수 없이 대부분의 진료실에서 3분 진료가 이루어지는 이유다.

2주 후에 다시 김복순 씨와 가족들을 만났다. 첫 진료 후 가장 먼저 좋아진 것은 수면과 식사, 그리고 배변이었다. 신경안정제는 조금 더 줄였다. 그리고 한 달 뒤 다시 인지 기능을 평가해 보니 정상 범위까지 회복되었다. 김복순 씨는 운이 좋은 편이었다. 원인을 찾을 수 있었고, 노쇠에 빠진 기간이 짧기 때문에 다시 걸을 수 있었다. 하지만 침상 생활이 3개월 정도만 넘어가도 다시 걷는 일은 아주 어렵다.

이 사례를 보면 노인에게는 어떤 불편함이 갑작스레 생겨난 개별 질환에 의해 발생하는 것이 아니며, 다른 여러 가지 문제들과 복잡하게 연결된 결과에 의해 나타난다는 것을 알 수 있다. 이 악순환을 풀기 위해서는 모든 의학적, 기능적 문제를 종합적으로 점검하는 노력이 필요하다.

노인 증후군
이해하기

앞서 '노인 증후군geriatric syndrome'이라는 단어를 사용했다. 생소할 것이다. '노인병'이라고도 하는데, 노년기에 발생하는 여러 가지 불편함은 기저의 여러 원인이 차곡차곡 더해져 발생하는 경우가 많고, 일련의 노인 증후군은 또 서로 연관되어 있다는 점에서 이름 붙여졌다.

김복순 씨가 경험한 '변비'라는 증상은 식사량과 수분 섭취량의 감소, 활동량 저하, 골반저 근육의 약화, 장운동 속도를 떨어뜨리는 여러 가지 항콜린 약제의 복용이 모두 더해져서 생겨났다. 성인의학의 측면에서 바라보는 변비는 그림 5-(A)와 같다. 갑자기 변비가 생겼으면 혹시 암이나 다른 문제가 있지는 않은지 내시경 검사를 고려하고, 직장의 운동 속도가 떨어지지는 않았는지 검사한다. 여기서까지 특별한 문제가 없으면 '기능성 변비'라는 진단하에 변비약을 처방하고 생활 습관 개선을 교육한다. 노인병 의사의 머릿속에 들어있는 노인 증후군으로써의 변비는 5-(B)처럼 그 깔려있는 원인의 합으로 나타나는 하나의 결과다(물론 그림 5-(A)처럼 숨어있는 중대한 문제도 고려하지 않는 것은 아니다).

노인 증후군으로 흔히 꼽는 것은 신체 기능 저하와 근감소증, 인지 기능 저하(치매), 변비, 실금, 노년기 우울증, 식욕 저하, 낙

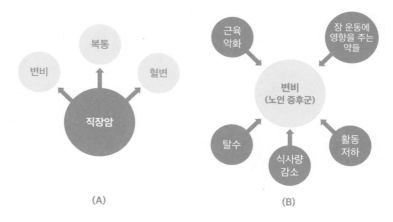

(A)   (B)

그림5 **노인 증후군의 개념** '변비'라는 불편이 있을 때 성인의학에서는 (A)처럼 변비의 원인이 된 몸 속의 구조적 질환이 있는지 위주로 생각한다. 노인의학에서는 (A)도 고려하지만 (B)처럼 변비의 발생에 기여할 수 있는 많은 원인을 측정하고 이 중 개선할 수 있는 것을 중재한다.

상, 욕창, 섬망 등이 있다. 김복순 씨의 사례처럼 증상을 개별 질환으로 보고 방광약, 치매약, 변비약, 식욕 촉진제, 우울증약, 수면제 이런 식으로 약을 더하면 약의 부작용을 또 약으로 막게 되는 무한의 악순환이 벌어진다. 이 경우 환자는 약을 먹을수록 점점 나빠지게 된다. 이 현상을 처방연쇄prescribing cascade라고 하는데, 노인의학이 아직 활성화되지 않고 증상마다 개별 진료과를 전전하는 의료시스템의 특성상 아주 흔히 발생하는 일이다. 이러한 처방연쇄가 발생했을 때 그 메커니즘을 밝히고 악순환을 반대로 풀어내는 일을 탈처방deprescribing이라고 한다.

노인 증후군들은 서로 붙어 다닌다는 특징도 있다. 노쇠 정도

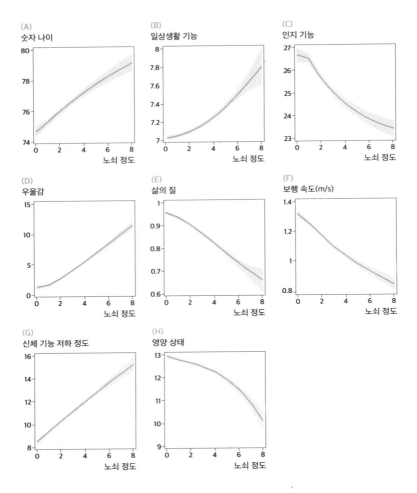

그림 6 **노화 진행 정도에 따른 기능 변화** 노화가 진행된 사람의 몸과 마음은 모든 것이 얽혀 있어서 노쇠 정도가 심하면 일상생활 기능, 인지 기능, 우울감, 삶의 질, 보행 속도와 같은 신체 기능, 영양 상태 등이 함께 나빠진다. 한두 가지 질병만 있는 젊은 환자들과 노쇠한 어르신들의 진료가 달라져야 하는 이유다.＊

＊ Jung HW, Kim S, Won CW. Validation of the Korean Frailty Index in community-dwelling older adults in a nationwide Korean Frailty and Aging Cohort study. Korean J Intern Med. 2021 Mar;36(2):456-466.

를 스펙트럼으로 놓고 수많은 사람을 관찰하면 노쇠가 심할수록 인지 기능, 우울감, 삶의 질, 신체 기능, 영양 상태는 당연하게도 모두 나빠지는 경향을 보인다(그림 6). 노쇠가 어느 정도 진행되기 시작하면 여러 측면의 악순환을 만들고, 삶의 내재역량을 구성하는 모든 영역을 빠르게 무너뜨린다는 의미다. 결국 이 악순환이 시작되는 지점에서 한참 멀리 떨어져 있을 수 있도록 충분한 내재역량을 유지 관리하는 것이 최선이다. 김복순 씨가 경험한 것처럼 어떤 병치레를 겪게 되면 내재역량이 한 번 푹 꺾일 수 있는데, 이렇게 내재역량이 깎여 나가더라도 악순환이 생기는 지점, 즉 돌아올 수 없는 지점에는 도달하지 않도록 충분히 안전 마진을 가지고 살아야 한다. 중년기 건강관리의 핵심은 결국 내재역량을 두텁게 만드는 것이다.

1. 노년기에 발생하는 증상이나 질병은 기저의 여러 원인이 차곡차곡 더해져 나타나며 그 원인과 증상이 서로 얼기설기 얽혀 있어 '노인 증후군'이라고 한다. 신체 기능 저하와 근감소증, 인지 기능 저하(치매), 변비, 실금, 노년기 우울증, 식욕 저하, 낙상, 욕창, 섬망 등이 있다.

2. 노인 증후군의 증상을 개별 질환으로 보고 약을 더하면 약의 부작용을 또 약으로 막게 되는 무한의 악순환이 벌어지는데, 이를 처방연쇄라고 한다. 처방연쇄가 발생했을 때 그 메커니즘을 밝히고 악순환을 반대로 풀어내는 작업이 필요하며, 이 과정만으로도 증상이 호전되기도 한다.

3. 노쇠가 어느 정도 진행되면 인지 기능, 우울감, 삶의 질, 신체 기능, 영양 상태 등이 함께 나빠지는 악순환을 만든다. 중년기 건강관리의 핵심은 이 악순환이 생기는 지점에서 멀리 떨어질 수 있도록 내재역량을 두텁게 만드는 것이다.

노화의 가속페달

• 노화 속도는 생활 습관에 달렸다 •

　책의 앞부분에서 숫자 나이와 생물학적인 나이biological age, 즉
노화 정도는 일치하지 않는 경우가 많음을 이야기했다. 같은 70세
남자라고 하더라도 어떤 사람은 80세의 몸을, 어떤 사람은 60세
의 몸을 가지고 있다. 시계는 일정한 속도로 하루에 한 바퀴를 돈
다. 하지만 사람 몸속에 있는 노화 시계는 내가 먹는 음식, 휴식과
수면, 움직임, 스트레스 등에 따라서 그 속도가 빨라지기도 하고
느려지기도 한다. 이렇게 노화 속도가 달라지고 결과적으로 생물
학적 나이가 달라질 수 있다는 개념을 과거에는 추상적으로만 이
해하고 있었다. 하지만 분자생물학적 기술의 발전으로 최근에는
혈액 검사를 통해 사람과 동물의 노화된 정도와 현재 노화가 진

행되는 속도를 측정할 수 있게 되었다.

생물학적 나이를 측정하는 방법에는 여러 가지가 있는데, 그중 노인의학에서 사용하는 방법은 사람의 내재역량, 즉 기능 요소 중 고장 난 것의 비율을 평가하는 것(노쇠 지수)임을 앞서 이야기했다. 불과 몇 년 전까지만 하더라도 기대 여명을 계산하거나 미래에 장애가 생겨서 요양 병원에 입소하게 될 확률을 계산하는 등의 생물학적 나이 모델로서는 이 노쇠 지수가 가장 성능 좋은 방법이었다. 하지만 측정 가능한 고장이 나기 시작해야 점수가 올라가기 때문에, 젊은 사람에게 눈에 띄지 않게 발생하고 있는 분자나 세포 수준의 고장은 측정할 수가 없다는 문제점이 있다.

노화 시계의
발견

생물학자들은 혈액 검사를 통해 생물학적인 나이를 측정할 수 있을 것이라는 생각을 1960년대부터 하기 시작했다. 처음에는 세포가 복제와 분열을 반복할수록 길이가 서서히 짧아지는 텔로미어telomere가 이 역할을 할 수 있을 것으로 기대했다. 하지만 연구가 축적됨에 따라 세포의 복제 횟수만으로는 사람이 평생 경험하는 다양한 노화의 변화를 모두 반영할 수는 없다는 것이 어느 정도 확실해졌다. 이후, 생물학자들은 사람의 실제적 노화 정도를 측정할 수 있는 노화 시계aging clock라는 도구를 개발했다. 노화 시계란 몸속에 존재하는 여러 가지 인자를 측정해 생물학적 나이를 최대한 정확하게 추정하기 위한 일종의 알고리듬이다. 노화 시계는 사람의 유전체DNA에 들러붙는 메틸기methyl group에 개인이 일생 동안 노출되는 여러 가지 환경적 변화, 즉 먹고 운동하고 생각하고 쉬고 아팠던 것들의 모든 누적값이 반영된다는 점에서 착안한다. 우리가 살면서 경험한 환경적 노출에 의해 DNA 염기서열 자체는 변하지 않지만, 그 염기서열을 덮고 있는 메틸기라는 덮개에는 변화가 생기며, 이 덮개의 전체적인 패턴이 우리 몸을 작동시키는 유전자가 어떻게 발현되는지에 영향을 주게 된다. 이를 후성유전학적 표지epigenetic markers의 패턴이라고 한다.

정보 기술과 분자생물학적 분석기술의 발달로, 혈액에서 추출한 DNA의 후생유전학적 패턴을 대량으로 분석하는 것이 가능해졌다. 2011년 미국의 스티브 호바스Steve Horvath는 이 메틸기의 패턴을 통해 사람의 나이를 예측할 수 있다는 사실을 관찰했는데, 처음에는 학계에서 뚱딴지같은 소리라고 치부했다. 하지만 알고리듬이 개선되며 노화 시계의 정확도가 점차 올라갔고, 노화 연구에서 엄청난 위력을 발휘하기 시작했다. 아주 젊은 사람부터 나이 든 사람까지 적용할 수 있을 뿐만 아니라, 어떤 실험적 중재(나쁜 식습관, 좋은 식습관, 노화 지연에 영향을 주는 약물, 운동 등)나 사회적, 자연적으로 관찰되는 현상(정서적 스트레스, 음주, 흡연, 코로나 19 감염) 등에 따라 노화 속도가 어떻게 달라지는지 볼 수 있는 최초의 생물학적 도구였기 때문이다.

최근에는 인공지능의 발달로 메틸화 패턴에 의존하지 않는 방법들도 나타나고 있다. 예를 들어 얼굴 사진이나 흉부 방사선 영상, 뇌 자기공명 영상MRI 등을 바탕으로도 생물학적인 나이를 추정하는 알고리듬이 개발, 검증되고 있다. 이런 알고리듬을 바탕으로 그동안 사람을 대상으로는 상상 속에서 연구할 수밖에 없었던 가속노화 생활 습관이나 노화 속도 조절이 실제 노화 정도에 미치는 영향을 구체적으로 분석할 수 있게 되었다. 특히 2010년대 후반부터는 실제로 사람에게 절식caloric restriction이나 건강한 또는 해로운 라이프 스타일을 적용했을 때 노화 시계나 이와 관련된 생물학적 인자를 어떻게 바꾸어 놓는지 확인한 연구들이 쏟아져 나왔다. 비슷한 연구 기법을 이용해 현재 나의 노화 속도가 0.5배속인지 혹은 2배속인지 가늠할 방법들도 개발되었는데, 이를 통해 나의 현재 노화 속도가 가속되고 있는지(가속노화), 느리게 나이 들고 있는지(감속노화) 알 수 있게 되었다.

더 놀라운 것은 이 도구를 통해 노인의학이 바라보던 사람 노화의 스펙트럼이 분자생물학적인 방법론과 마침내 연결되기에 이르렀다는 것이다. 사람의 고장을 반영하는 노쇠 지수는 노화 시계와 상당히 잘 합치된다는 연구 결과들이 여기저기서 보고되었다. 잘 만들어진 노화 시계는 사람의 미래 질병과 기능 저하, 사망을 예측할 수 있는 도구이며, 일생동안 경험한 노화 축적이 결국 생물학적 나이이자 노쇠 정도이고 사람 기능의 총합(내재역량)이라는 지식 체계가 드디어 완성된 것이다. 이는 또 다른 의의를 가지기도 하는데, 100년에 달하는 긴 생애 주기 때문에 지금까지는 사람에게 할 수 없었던 노화 제어 연구를 노화 시계와 노쇠 지수라는 미시적, 거시적 지표를 활용해 짧은 기간에 수행해 그 효과를 규명할 수 있게 되었다.

가속노화와
감속노화

노화 연구자들은 뉴질랜드의 더니든 지역에서 1972~1973년에 태어난 1,037명의 성인들을 대상으로 그들이 26세부터 38세가 될 때까지 당화 혈색소, 폐 기능, 혈압, 혈중 지질 패턴, 염증 지표, 신장 기능, 심폐 지구력, 복부비만 정도, 체질량 지수, 텔로미어 길이, 치주염을 포함한 18가지 건강상의 항목을 관찰했다. 이들의 변화 정도를 바탕으로 첫 12년간의 노화 속도를 분석한 후 이들이 45세가 될 때까지 변화를 추적했는데, 이 연구는 생물학적인 노화 속도가 장기적인 관점에서 미래의 내재역량에 어떤 영향을 주는지 분석한 최초의 연구라고 할 수 있다.

참여자들이 숫자 나이가 모두 같은 38세가 되었을 때 그들의 생물학적인 나이를 분석했더니 26~38세 사이의 상대적 노화 속도는 38세 시점의 생물학적 나이와 밀접한 연관이 있었다. 젊은 시절 상대적으로 빠른 노화(가속노화)를 경험한 사람은 실제로 중년이 되었을 때 생물학적 나이가 앞서 있는 것이다. 나아가 가속노화를 경험한 이들은 노화 속도가 느린 또래에 비해 신체 기능, 인지 기능, 삶의 질 등 모든 면에서 기능이 떨어졌다. 특히 인지 기능을 반영하는 IQ가 어렸을 때에 비해 더 크게 떨어졌다. 연구 내용을 전혀 모르는 사람들에게 45세가 된 연구 참여자들의 사진을 보여주었더니 이들이 평가한 '액면가' 역시 생물학적 나이, 즉 노화 정도와 연관되어 있었다. 또한 이들이 45세가 되었을 때 뇌 MRI를 촬영했더니, 가속노화를 경험한 이들은 뇌 피질이 통계적으로 유의미하게 얇아져 있고, 기억을 관장하는 해마의 크기 역시 더 작아져 있음을 발견했다. 뇌혈관 노화를 시사하는 뇌의 백질 변화 역시 더욱 심해져 있었다. 정리하면, 가속노화를 경험한 사람은 앞서 우리가 살펴본 노쇠 지수, 즉 이상 소견이 쌓이는 속도가 저속노화를 경험한 사람에 비해 훨씬 빠르다는 의미다. 그렇다면 어떤 사람들이 가속노화를 경험하는 걸까?

노화 개선을 위한 연구에서 가장 확실한 지표로 사용되는 것은 '수명'이다. 만약 노화 속도를 개선할 수 있는 어떤 유망한 물질이

느리게 나이 드는 습관

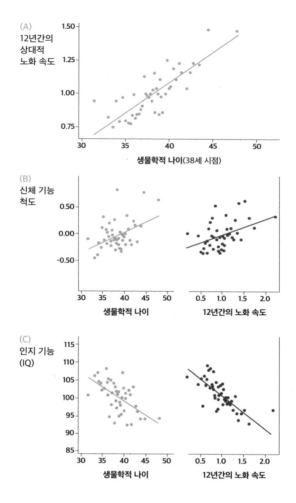

(A) 12년간의 상대적 노화 속도

생물학적 나이(38세 시점)

(B) 신체 기능 척도

생물학적 나이　　　12년간의 노화 속도

(C) 인지 기능 (IQ)

생물학적 나이　　　12년간의 노화 속도

그림 7 생물학적 노화 속도와 내재역량 젊은 시기의 노화 속도는 사람마다 차이를 보이며, 이는 중년기에 접어들 때 생물학적 나이에 영향을 준다.[*] 26~38세에 노화 속도가 빨랐던(가속 노화) 사람은 실제 38세가 되었을 때 생물학적 나이가 앞서 있었다(A). 지난 12년 간 노화 속도가 빨랐던 사람일수록 이후의 신체 기능 척도(B)와 인지 기능(C)이 낮았다.

[*] Belsky DW, Caspi A, Houts R, et al. Quantification of biological aging in young adults. Proc Natl Acad Sci U S A. 2015 Jul 28;112(30):E4104-10.

제시된다면, 일단 유전 형질이 다양한 대규모 동물 집단에서 평균과 최대 수명을 늘릴 수 있어야 한다. 그런 측면에서 대규모 인구 집단의 수명을 관찰하면 가속노화와 연관된 삶의 요소들을 가장 빠르게 찾아낼 수 있다.

7만 8천 명의 캐나다 인구를 대상으로 연구를 진행했더니 흡연, 신체 활동, 음주, 식사 네 가지 요인에 따라 20세에 기대할 수 있는 여명이 남자는 16.8년, 여자는 18.9년까지 달라질 수 있음이 나타났다. 12만 명 이상의 미국인을 대상으로 분석한 또 다른 연구에서는 50세를 기점으로 기대할 수 있는 여명의 차이가 흡연, 적정 체중, 신체 활동, 음주, 식사의 적절성에 따라 남자는 14.0년, 여자는 12.2년까지 달라짐을 보였다. 최근에 미국의 성인 72만 명을 분석한 연구에서는 낮은 신체 활동, 마약 중독, 흡연, 스트레스, 과음, 나쁜 식사, 나쁜 수면위생, 부족한 사회관계의 8가지 생활 습관을 합쳤을 때 40세를 기점으로 남성은 24년, 여성은 21년의 수명 차이가 생긴다는 것이 밝혀지기도 했다.

빅데이터 연구가 발달한 지난 10년 동안 비슷한 연구가 전 세계에서 행해졌다. 이러한 연구에서 꼽았던 성인기의 중요한 생활 습관 요인을 종합하면 **금연, 적정 체중 유지, 충분한 신체 활동, 절주, 균형 잡힌 식사, 충분한 수면, 과도하지 않은 스트레스, 약물 중독을 피하는 것, 적절한 사회관계망**을 들 수 있다. 생활 습관 요인의 수명 예측력은 노년기에도 유지되는데, 스웨덴에서 1,800명을 대상으로 분석한 연구에서는 신체 활동, 금연, 균형 잡힌 식사, 사회관계망의 정도에 따라 남자는 6.3년, 여자는 5.3년의 기대 여명 차이가 관찰됐다. 당연하지만 신기하게도, 분자생물학적으로 노화 속도를 분석한 연구에서 또한 마찬가지의 요인이 사람의 노화 속도를 조절할 수 있음이 밝혀졌다. 이렇게 생활 습관을 통해 조절한 노화 속도는 노년기의 질병과 돌봄 요구까지 예측할 수 있는 것으로 밝혀지고 있다. 생활 습관을 개선하면 단순히 가늘고 길게 사는 것이 아니라 활력 넘치고 건강하게 오래 살 수 있는 것이다.

노화 속도는
생활 습관에 달렸다

노화와 관련해 2023년 초를 뜨겁게 달구었던 사람이 있다. 젊음을 얻기 위해 매년 200만 달러, 약 25억 원을 사용한다는 미국의 사업가 브라이언 존슨의 이야기다. 45세의 그는 의료진들의 감독하에 소식, 고강도 운동, 규칙적 수면을 행하고 여러 보충제를 복용한다. 사업을 하며 큰 경제적 성공을 거두었지만 심한 정신적 육체적 스트레스가 뒤따랐고, 회사를 매각한 후 건강에 집착하기 시작했다고 한다. 그는 2년간의 노력 끝에 생물학적 노화 정도를 5.1년 개선하고 노화의 진행 속도 역시 24% 느리게 만들었다고 과시했다. 부유한 사업가가 막대한 비용을 건강에 쏟아붓는 모습을 본 사람들은 앞으로 빈부 격차가 더 큰 건강 불평등을 만들 것이라고 우려했다. 하지만 사람의 노화를 연구하는 과학자와 의사들의 생각은 다르다. 그가 얻은 노화 역전의 효과는 아주 적은 돈과 약간의 생활 습관 교정으로도 충분히 얻을 수 있기 때문이다. 물론 이런 이야기는 그다지 자극적이지 않기에 사람들의 관심을 끌지 못했다.

또 다른 연구에서는 단순당·정제 곡물·붉은 고기를 멀리하는 식사와 충분한 신체 활동, 몸과 마음을 회복할 수 있는 수면, 이완 명상의 조합으로 8주간 생활 습관을 개선했더니 분자생물학적으로 측정한 노화 나이가 대조군에 비해 3.2년이나 감소하는 결과를 보였다. 이런 연구에서 늘 가장 큰 효과를 보이는 요소는 '자연스러운 식사'다. 소식에 참여한 그룹의 생물학적 노화 속도가 대조군에 비해 29% 느려진다는 연구도 이를 뒷받침한다. 이쯤 되면 브라이언 존슨이 얻은 효과 역시 그의 생활 습관 개선에서 비롯되는 것임을 알 수 있다.

가공식품·단순당·정제 곡물·치즈·붉은 고기를 줄이고, 통곡물·콩·채소를 충분히 섭취하는 식단과 소식으로 가속노화를 고치는 데에는 큰돈이 들지 않는다. 사람들의 시선을 빼앗는 25억 원이라는 숫자와 화려한 요법들의 이면에 있는 느린 노화의 해답은 이미 삶 속에 숨어 있다. 이 책의 나머지 부분에서는 우리 삶의 가속노화를 고치고, 생애 주기에 따라 생활의 요소를 조절해 노화 속도를 느리게 만들 뿐 아니라 내재역량을 강화할 수 있는 구체적인 방법을 이야기한다. 잘 실천하면 매년 25억 원을 버는 것과 다름없다.

NOTE

1. 젊은 성인 시기의 노화 속도는 사람마다 차이를 보이며, 중년기에 접어들 때의 생물학적 나이에 영향을 준다. 가속노화를 경험한 사람은 그렇지 않은 사람에 비해 신체 기능, 인지 기능, 삶의 질 등 모든 면에서 기능이 떨어진다.

2. 가속노화의 원인으로는 흡연, 비만, 운동 부족, 음주, 부적절한 식사 등이 있다.

3. 생활 습관 개선을 통해 금연, 적정 체중 유지, 충분한 신체 활동, 절주, 균형 잡힌 식사, 충분한 수면을 실천하면 돈을 들이지 않고 노화 속도를 늦출 수 있다.

느린 노화의 해답

• 때에 맞는 노력이 필요하다 •

사람을 대사 과정이 이루어지는 유기체로 봤을 때, 크게 인생을 세 가지 시기로 나누어 볼 수 있다. 첫 번째 시기는 성장과 발달이 일어나는 소아청소년기로 이때는 몸이 커져야 하므로 기본적인 에너지보다 더 많은 에너지를 외부에서 섭취해야 하는 시기다. 성장과 발달이 종료되고 성인의 몸이 되는 20대 후반부터 30대 초반까지는 활발한 생식이 이루어진다. 성장 호르몬과 성호르몬 수치가 높아 기초 대사량이 높기 때문에 이때까지는 웬만큼 먹어도 쉽게 비만해지거나 대사 과잉과 연관된 생리학적 변화가 생기지는 않는다.

30대 중반부터 두 번째 시기가 시작된다. 여러 호르몬이 점차

가라앉아 가면서 기초 대사량이 줄고 서서히 '물만 먹어도 찌는 몸'이 되어간다. 하지만 몸의 변화와 달리 우리의 식습관은 크게 달라지지 않고, 많은 이들이 직장에서 앉아서 일하는 시간이 이전보다 더 길어지기 때문에 대사 과잉에 시달리고 체지방이 쉽게 늘어난다. 그런데 중요한 것은, 이 시기부터 초기 노년기까지 몸이 경험한 대사적 과잉의 총합이 곧 노화의 액셀러레이터에 가해지는 압력과 마찬가지라는 점이다. 노화 과학자들은 일생동안 대사 과잉을 견디느라 활성화되었던 인슐린의 총량이 결국 노화 정도를 결정한다고 생각할 정도다. 실제로 지금까지 실험동물의 수명을 개선하고 노화 속도를 제어할 수 있다고 알려진 대부분의 조작(약물이나 생활 습관 변화 등)은 이 시기의 대사 과잉을 최소화하는 것의 변주곡이라고 볼 수 있다. 이런 몸을 일찍부터 만들면 나이가 들더라도 근육이 빠지는 현상도 덜하고, 식욕이나 소화력, 배뇨 배변 기능도 가파르게 떨어지지 않는다. 결국 이 시기는 대사 과잉을 최소화하는 것이 가장 적절한 전략이다.

두 번째 시기에서 몸에 고장이 쌓이다 보면 어느 순간 만성질환이 하나둘 생겨나는데, 그 고장이 어느 선을 넘으면 앞서 설명했던 '노쇠' 현상이 서서히 나타난다. 이 시기가 세 번째 시기이다. 이때부터는 식욕도 떨어지고 소화기계의 기능도 나빠지며 관절도 좋지 않아 충분히 운동하기도 어렵다. 미시적으로는 몸이 만성 염증에 시달리는데, 노화 세포가 뿜어내는 염증 물질은 여

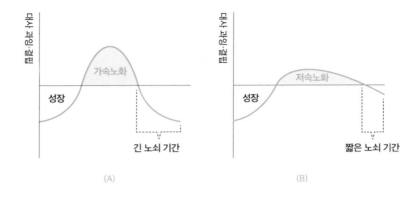

그림8 **성인 시기의 대사 과잉과 노쇠의 관계** (A) 성인 시기의 대사 과잉이 심하면 질병과 노쇠가 일찍 찾아오고 노쇠 기간이 길어진다. 노쇠가 온 시점부터는 실질적으로 대사 결핍 상태가 조성되는데, 식욕은 줄고 같은 양의 음식을 섭취하더라도 근육은 축나는 몸이 된다. (B) 성인 시기의 대사 과잉을 최소화하면 노쇠가 찾아오는 시간을 늦출 수 있을 뿐만 아니라 생물학적인 노화가 덜 쌓인 몸을 유지할 수 있다.

기에 기름을 붓는다. 또한 근육은 충분한 혈중 아미노산 수치와 적절한 운동량에도 불구하고 근단백 생성을 제대로 하지 못하게 된다. 작은 분자들을 모아서 큰 분자를 만드는 일을 동화 작용 anabolism이라고 하는데, 노쇠가 있는 이 기간에는 특히 아미노산을 모아서 근육 단백질을 만드는 동화 작용이 제대로 일어나지 못하는, '동화 저항anabolic resistance'상태가 되기 때문이다. 그래서 젊었을 때만큼 운동하고 영양을 섭취해도 근육이 빠지는 것이다. 이 상태를 내버려 두면 쉽사리 근력이 약화되고, 일어나 걷기도 어려울 정도의 취약한 근육 상태가 되면 자신의 노력으로는 신체 기능을 회복하는 것이 아주 어려워져 결국 돌봄이 필요해진다.

그래서 세 번째 시기의 가장 기본적인 과제는 충분한 단백질 공급과 근력 운동을 포함한 신체 기능 향상이 된다. 이때부터는 삶의 활력을 잃지 않기 위해 신체 활동, 인지 활동, 사회 활동 등 일상의 기능을 최대한 유지하기 위한 노력이 특히 중요해진다. 별다른 질병은 없지만 노쇠를 경험하며 신체 기능이 떨어진 어르신들을 지역사회나 병원 수준에서 적극적으로 근력 운동에 참여하도록 하면 빠르게는 한 달 이내에 유의미한 신체 기능 개선을 확인할 수 있다. 반대로 병치레와 함께 몇 주만 침대에 누워 있더라도 다시는 걷기 어려운 상황이 될 수 있다.

삶의 시기마다
필요한 노력이 다르다

진료실 안팎에서 가속노화로 여러 만성질환을 경험하거나 조기에 동년배보다 심한 노쇠를 경험하는 분들을 만날 때면 참 안타깝다. 이렇게 대사적으로 삶의 세 시기가 존재한다는 것을 이해하고 현시점에서 할 수 있는 적절한 생활 습관을 만들어야 하는데 그렇지 않은 사람이 많다. 가장 흔히 보는 사례로는 70대에 여러 만성질환 약을 복용하며 근육이 축나고 노쇠가 빠르게 진행하고 있는 상황에서 유튜브에서 본 당뇨에 좋다는 식단을 읊어가며 소식, 잡곡밥, 하루 2만 보 걷기를 실천하고 계신 분들이다. 30년 전에 실천했더라면 당뇨가 생기지 않았을 식단을 이미 근육이 빠지고 있는 지금에 와서야 실천해 근육이 더 빠지는 것이다. 이런 분들에게는 지금은 노화도 있고 당뇨도 오래되었으니 충분히 먹고 근력 운동을 꾸준하게 해도 근육량이 쉬이 늘지 않는 몸이 되셨다고 설명한다. 매일 근력 운동을 실천하고 세 끼를 충분한 단백질과 함께 먹으면서 적정 체중을 회복하면 당뇨도 절로 좋아지는 경우가 많다.

반대로 대사 과잉이 우려되는 젊은 성인 중 피로감이나 근골격계 불편감으로 과도한 고단백식이를 하는 분도 많다. 단백질이 좋은 영양소로 자꾸만 매체에 소개되고 마케팅도 이루어지니 그런 면도 있을 것이다. 하지만 외국 연구들을 보면 젊은 성인은 앞에서 설명한 동화 저항 현상이 없기 때문에 탄수화물 위주 식사와 단백질 위주 식사를 운동과 병행했을 때 두 식단 간의 근육량 증가 정도 차이는 유의미하지 않았다. 오히려 젊은 시기의 과도한 고단백 식사는 노화 액셀러레이터 중 하나인 엠토르mTOR(단백질 합성과 세포의 성장 속도를 제어한다)를 자극해서 노화 속도를 빠르게 할 수 있다.

건강관리 전략을 수립할 때는 자기 몸이 어떤 상황에 있는지 파악하는 것이 가장 중요하다. 나의 위치와 목표를 설정하고, 이 목표에 맞추되 한쪽으로 과도하게 치우치지 않는 중용의 라이프 스타일을 받아들여야 한다. TV와 유튜브에서 좋다고 이야기하는

방법을 무작정 실천했다간 오히려 지금 겪고 있는 불균형을 심화
시킬 가능성이 있다. 다음 파트부터는 건강 요소를 점검하고 목
표를 설정한 후 현재 나의 문제를 파악하고 어떻게 이를 교정해
갈 수 있을지 구체적으로 알아본다.

NOTE

1. 사람을 대사 과정이 이루어지는 유기체로 봤을 때 성장과 발달이 일어나
   는 소아청소년기, 호르몬과 기초 대사량이 줄어드는 30대 중반부터 초기
   노년기, 본격적으로 노쇠가 일어나는 노년기 세 가지 시기로 나눌 수 있다.

2. 노년기에는 특히 아미노산을 모아서 근육 단백질을 만드는 동화 작용이
   제대로 일어나지 못하는, '동화 저항'상태가 되어 젊었을 때만큼 운동하고
   영양을 섭취해도 근육이 빠진다.

3. 건강관리 전략을 수립할 때는 세 시기 중 본인이 어디에 있는지 파악하고
   때에 맞는 적절한 노력을 하는 것이 중요하다.

내가 단축하고 있는 나의 수명?

간단한 설문으로 노화 속도를 확인할 방법은 아직 존재하지 않는다. 하지만 생활 습관을 통해서 간접적으로 나의 기대수명에 얼마나 유익한 혹은 해로운 방향으로 영향을 미치고 있는지는 확인해 볼 수 있다. 다음 질문은 50세의 미국인을 대상으로 기대 여명을 계산했을 때 남자에게서는 12년, 여자에게서는 14년까지 영향을 미칠 수 있는 항목을 개인이 평가해 볼 수 있도록 간단하게 바꾼 것이다. 많이 단순화하자면, 50세를 기준으로 대략 1점이 줄어들 때마다 남자는 2.4년, 여자는 2.8년가량 기대수명을 깎아 먹고 있다고 생각할 수 있다. 이와 같은 생활 습관 인자들은 단순히 수명만 예측하는 것이 아니며, 최근 발표된 연구에서 후생유전학적 방법으로 측정한 가속·감속노화 정도와도 유의미한 연관이 있고, 여러 만성질환의 발병 시점을 예측하는 모델에도 들어가는 경우가 많다. 5점 만점인데 미국인의 평균 점수는 2점이 채 되지 않는다. 유사한 구성 항목으로 한국에서 수행된 연구에서도 평균 점수는 비슷했다.

1. 나는 일주일에 세 번 이상 땀이 날 때까지 30분 이상 운동을 한다. (1점)

2-1. 나는 매일 채소나 과일, 통곡물을 먹는다. (0.5점)

2-2. 나는 가당 음료(당분이 들어있는 탄산음료 등)를 일상생활에서 마시지 않는다. (0.5점)

3. 나는 매주 15잔 이하의 술을 섭취한다(1잔 기준 알코올 7g : 맥주 200㎖, 소주 50㎖). (1점)

4. 나는 한 번도 담배를 피운 적이 없다(평생 담배 100개비 이하를 피운 것을 의미함). (1점)

5. 나는 현재 정상 체중이다(체질량 지수 BMI 기준 18.5~24.9 kg/m²). (1점)

$$(5-(점수 합)) \times \frac{남자 \ 2.4}{여자 \ 2.8} = 단축되는 수명$$

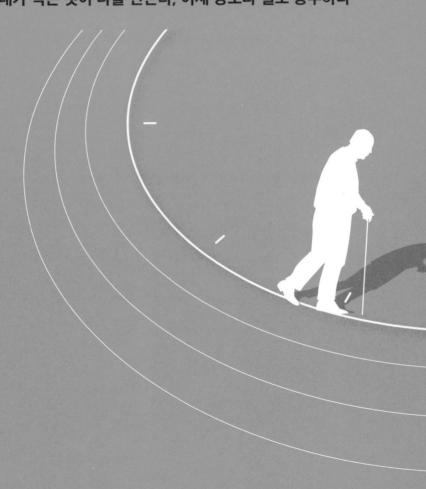

PART 2

효율적으로 먹기

내가 먹는 것이 나를 만든다, 이제 양보다 질로 승부하라

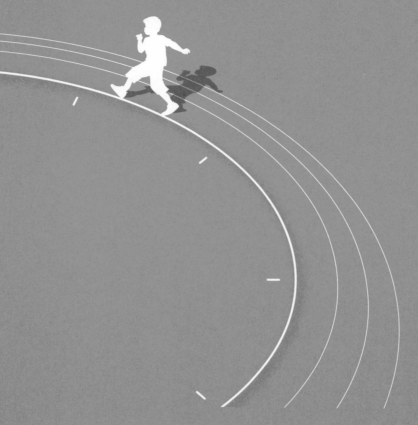

같은 열량으로 하루 세끼를 먹더라도 무엇을 어떻게 먹느냐, 언제 먹느냐에 따라 우리 몸에서는 전혀 다른 일이 벌어진다. 섭취한 에너지가 활력을 주고 뇌와 근육을 유지하는 데 사용될 수도 있고, 반대로 배와 간에 각각 복부 지방과 지방간의 형태로 축적될 수도 있다. 같은 식사라도 노화 정도, 질병 패턴 등에 따라 사람마다 건강상의 다른 효과를 가져올 수도 있다. 이번 파트에서는 생애 주기에 따른 여러 가지 영양 전략을 살펴보고, 구체적으로 우리가 먹는 것들의 어떤 요소를 조정하면 노화 속도를 느리게 만들고 내재역량도 개선할 수 있는지 살펴본다.

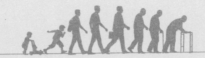

세끼의 진실

• 전략적으로 식사하라 •

내가 먹는 것이 나를 만든다는 말이 있다. 살면서 먹은 모든 것들이 분자생물학적 메커니즘을 통해 혈관의 노화 정도와 인슐린 저항성의 정도, 만성 염증의 정도를 결정하니 맞는 말이다. 특히 한국인이라면 "삼시 세끼 잘 챙겨 먹어야 한다"라는 말을 귀에 못이 박히도록 들으며 살아왔을 것이다. 물론 끼니를 잘 챙겨 먹는 것은 중요한 일이다. 하지만 "삼시 세끼 잘 챙겨 먹어야 한다"에서 '삼시 세끼'가 아닌 '잘'에 초점을 맞출 필요가 있다. 우리 몸이 가속노화에 빠지지 않기 위해서는 균형 잡힌 식단으로 거대 영양소(탄수화물, 단백질, 지방)와 미세 영양소(미네랄, 비타민)를 적절히 잘 섭취해야 하기 때문이다.

한 끼에 800kcal로 하루 세끼를 먹더라도 그 구성에 따라 우리 몸에서 벌어지는 일은 크게 달라진다. 섭취한 에너지가 활력을 주고 근육과 뇌에서 사용되며 근육의 양과 질을 유지하는 데 사용될지, 반대로 배와 간에 각각 복부 지방과 지방간의 형태로 축적되기만 할지는 무엇을 어떻게 먹느냐에 따라 좌우된다. 똑같은 양과 구성 성분으로 식사를 하더라도 식사 간격에 따라 다른 결과가 나타날 수도 있다. 먹지 않는 시간을 어떻게 유지하냐에 따라 절식caloric restriction과 비슷한, 노화 지연 유전자를 활성화하는 효과를 만들어 낼 수도 있기 때문이다. 또 한 가지 중요한 것은 이런 전략들이 노화 정도와 질병 패턴에 따라 사람마다 건강상의 다른 효과를 가져올 수 있다는 점이다. 앞서 살펴보았던 것처럼 30대의 몸과 70대의 몸에서는 현저히 다른 전략이 필요하다.

나의
하루 세끼는?

내 진료실을 처음 찾는 분에게는 하루 세끼를 어떻게 드시는지 꼭 묻는다. 식사 습관은 그 사람이 겪고 있는 의학적, 기능적 문제의 원인이 되는 경우가 많기 때문이다. 시간이 들더라도 원인을 고칠 수 있다면 때로는 약보다 더 큰 효과를 볼 수 있다. 이영미

느리게 나이 드는 습관

씨의 사례를 살펴보자.

✎ 50대 후반의 여성 이영미 씨는 철저한 자기 관리를 본인의 장점으로 꼽는 분으로, 직장에서 성공적인 커리어를 만들다가 창업하여 상당한 부를 일궜다. 그런데 최근 건강검진에서 체지방률이 높아 마른 비만에 해당한다는 이야기를 들었고, 골다공증과 당뇨병 전단계, 고지혈증, 지방간이 있다는 날벼락 같은 이야기도 들었다. 하루 세끼를 건강한 식단으로 챙겨 먹고 주 2회 개인 헬스 트레이닝까지 받으며 날렵한 몸매를 유지하고 있다고 자신했기에 더욱 당황스러웠다. 일단 권유받은 약을 먹기 전에 전반적인 건강 상담을 위해 나를 찾아왔다. 이영미 씨의 식사는 다음과 같았다.

아침 : 우유·바나나·블루베리 셰이크, 요거트와 유기농 시리얼, 커피
점심 : 약속이 많아 주로 외식을 하고 있음. 레스토랑에서 식사가 잦음.
저녁 : 탄수화물을 줄이기 위해 고기 위주로 식사, 와인 3~4잔
자기 전 : 과일 조금

항상 식욕이 많지만 절제를 하는 편이라고 이야기한 이영미 씨의 체질량 지수Body Mass Index, BMI는 1제곱미터당 19킬로그램(19.0kg/m²), 체지방률은 34%였다. 체질량 지수만 놓고 보면 다소 마른 편이지만, 체지방률을 함께 고려하면 마른 비만에 해당

하는 수치다. 간 수치가 높고 당화 혈색소는 당뇨병 전단계에, 혈중 저밀도 콜레스테롤 수치는 이미 고지혈증에 접어들어 있어 전형적으로 마른 비만에 동반된 대사 증후군을 겪고 있었다. 이영미 씨의 식사에는 어떤 문제가 있었을까? 얼핏 보면 고급스럽고 건강해 보이는 이 식사의 하루 총 열량을 계산해 보니 1,500kcal 정도에 불과했다. 뒤에서 자세히 설명하겠지만 이영미 씨의 기초대사량, 즉 심장이 뛰고 호흡을 하는 등의 생명 유지에 필요한 열량만 해도 1,200~1,300kcal 정도가 된다. 여기에 개인 헬스 트레이닝까지 받고 걷기도 자주 하고 있으니 이영미 씨는 항상 다이어트 중인 셈이다. 그런데 대사 증후군이라니, 정말 억울할 만도 했다.

이영미 씨 식사의 문제를 살펴보자. 독자들도 이 파트를 모두 읽고 나면 식사의 문제점을 명확히 분석할 수 있는 안목을 얻게 될 것이다. 우선 아침은 과당을 포함한 단순당(바나나, 요거트)과 정제 곡물(시리얼)로 시작하고 있다. 과당은 우리 몸에서 탄수화물이 에너지로 사용되기 위한 첫 번째 분해 과정인 해당과정解糖過程, glycolysis의 작동에 영향을 주고, 몸의 대사율을 떨어뜨리며, 탄수화물이 지방의 형태로 저장되는 일을 촉진한다. 단순당과 정제 곡물은 아침 식사 후 혈당을 매우 빠르게 올리는데, 당장 아침에는 이 혈당 피크가 솟구치는 에너지를 느끼게 해줄지도 모른다. 하지만 곧 인슐린이 쏟아져 나오게 되고, 핏속을 떠도는 당분은 몸의 지방세포로 쏙쏙 들어가게 된다. 인슐린 덕에 혈당은 일단 떨어지지만, 문제는 너무 많이 떨어진다는 데 있다. 이런 혈당의 급격한 움직임은 대사 증후군을 만드는 여러 가지 문제를 순차적으로 일으키는데, 이 부분은 뒤에서 더 자세하게 다룬다.

한 끼의 식사는 다음 끼니에도 영향을 준다. 아침을 이렇게 시작하면 점심에도 혈당 변동성이 커진다. 특히 사 먹는 음식은 대체로 많은 설탕과 액상과당을 포함한다. 이영미 씨의 몸은 오후에 다시 한번 혈당 변동의 쓰나미를 경험한다. 저녁 식사는 탄수화물을 피하느라 주로 붉은 고기와 와인을 먹었다. 하지만 단백질과 지방도 모두 같지 않다. 붉은 고기는 특히나 인슐린 저항성을 높일 수 있어서, 지중해 식사를 비롯한 여러 장수 식단에서는 피하는 식품이다. 그리고 하루 3~4잔의 와인은 고위험 음주 기준에 해당한다. 술은 분해되는 과정에서 몸에 염증을 만들 뿐 아니라 에너지원으로서 단순당과 지방의 특성을 동시에 가지고 있어서 대사 증후군을 전반적으로 악화시킨다. 또한 술은 아무리 근력 운동을 하고 단백질을 섭취하더라도 근육이 잘 만들어지지 않는 몸(동화 저항)의 상태를 만든다. 자기 전에 다시 한번 섭취하는 과당(과일)은 다시 체지방을 쌓이게 한다. 여기에 더해 억지로 줄이고 있는 전체적인 열량은 몸의 대사 과정을 일종의 대사적 토포torpor 상태로 만든다. 토포란, 동물이 체온과 대사 속도를 극도로 낮추며 무기력 상태에 돌입하는 습성을 일컫는다. 이 상태에 빠진 동물은 전반적으로 활동을 멈추게 되고, 먹이를 구하기 어려운 상태에서도 낮은 대사율 덕에 장시간 생존을 유지할 수 있다. 이는 몸이 마치 기아 상태에 빠져 있는 것처럼 바뀌어 음식의 에너지를 들어오는 족족 사용하지 않고 지방의 형태로 저장하는 상태를 말한다. 결국 이영미 씨의 식사는 우아한 겉모습과는 달리 지방이 배와 간에 쌓이고 근육은 계속 빠지는 방향으로 몰아가는 형국이라고 볼 수 있다.

먹는 것만 바꿔도
삶이 달라진다

이영미 씨의 잘못된 식사와 대사 증후군은 어떻게 조정했을까? 먼저 골다공증과 고지혈증은 적합한 약을 처방하고, 탄수화물 흡수 속도를 느리게 만들 수 있는 알파-글루코시다제 억제제라는 종류의 당뇨병 약제를 사용하기로 했다. 식단은 혈당을 낮추는 지중해 식사에 준해 새로 설계했다. 식단의 숨은 당분을 찾아내서 제거하고, 탄수화물은 당지수가 낮은 복합 탄수화물 위주로 섭취할 수 있도록 세부적인 요소들을 조정했다. 아침 식사는 채소와 올리브오일, 당분이 없는 두유를 중심으로 재편하고, 자기 전의 과일은 끊기로 했다. 음주량은 한 번에 최대 와인 2잔까지로 줄이기로 약속했다. 붉은 고기는 줄이고 그 자리에 동물성 단백질과 식물성 단백질을 안배했다. 목표 섭취 열량은 1,800kcal 정도로 오히려 늘려보기로 했다. 코어를 중심으로 전신의 근육을 자극할 수 있는 운동을 적어도 주 2회 실시하고, 운동을 한 날 저녁에는 고구마 반 개를 먹기로 했다. 이쯤 되자 이영미 씨는 물만 먹어도 살이 찌는 체형인데 배가 나오고 비만이 더 심해지는 것 아니냐고 볼멘소리를 했다. 하지만 현재의 몸은 에너지를 쓰지 않고 기회만 되면 지방으로 저장하려고 힘을 잔뜩 주고 있는 상태라는 점을 강조했다. 이럴 땐 자연스러운 식사를 통해 충분한 영양소가 공급되면 체성분의 방향 자체가 개선되고, 관련한 질환과 증상이 큰 폭으로 개선될 수도 있다.

3개월 후, 변화는 곧바로 나타났다. 체중은 500g이 늘었지만 전신의 근육을 반영하는 제지방 체중이 1kg 늘었다. 지방은 500g 빠지고 근육이 늘어난 것이다. 6개월 후에는 지난 3개월간의 평균 혈당을 반영하는 '당화 혈색소'가 정상 범위로 회복되었고, 처음 진료실을 찾았을 때보다 체중은 1kg, 제지방 체중은 2kg 가까이 늘었다. 하루 세끼는 유지하되 세부적인 구성을 조정해서 몸이 대사적으로 안정된 상태를 되찾을 수 있었다. 효과는 여기서 멈추지 않았다. 자세를 유지하는 근육이 차오르면서 목과 허리의 통증이 개선되었고, 만성적이던 변비도 해결되었다. 인슐린 저항성은 한번 악화되기 시작하면 마른 비만 상태에서 여러 악순환을

만들지만, 반대로 자연스러운 식사를 통해 전반적인 혈당 변동성
이 크게 감소하면서 선순환이 생긴 것이다.

결국 내가 매일 먹는 하루 세끼가 누적되어 내 몸의 모든 특성
을 만든다고 생각할 수 있다. 아주 작은 일 같지만, 식사를 개선하
는 것은 삶에서 경험하거나 앞으로 경험하게 될 많은 문제를 개
선 또는 예방하는 강력한 기제가 될 수 있다.

NOTE

1. 같은 열량의 식사를 하더라도 어떤 것을 먹는지, 언제 먹는지, 누가 먹는
   지 등에 따라 다른 결과를 가져온다.

2. 내가 매일 먹는 하루 세끼가 누적되어 내 몸의 모든 특성을 만든다. 식사
   를 개선하는 것은 삶에서 경험하거나 앞으로 경험하게 될 많은 문제를 개
   선 또는 예방하는 강력한 기제가 될 수 있다.

느리게 나이 드는 습관

동화적 식사와 이화적 식사

• 식사의 목표를 설정하라 •

체질량 지수와 체지방률은 건강한 체중을 판단하는 데 중요한 척도다. 체질량 지수는 체중을 미터로 표시한 키의 제곱으로 나눈 것으로, 예를 들어 키가 173cm고 체중이 69kg이면 체질량 지수는 69/(1.73×1.73)으로 계산해 23kg/m²이 된다. 아시아권에서는 통상적으로 체질량 지수 18.5~23을 정상 범위, 23~25는 과체중, 25 이상은 비만으로 분류한다.

서구의 대규모 인구 집단을 대상으로 분석한 연구 결과에 따르면 성인에서 미래 사망률이 가장 낮은 체질량 지수는 21~25였다. 이는 체질량 지수가 과체중에 해당할지라도 체지방률이 과도하지 않으면서 공복이나 식후 혈당, 지질 수치, 허리둘레 등 대사

$$\text{체질량 지수}(kg/m^2) = \text{몸무게}(kg) / [\text{키}(m)]^2$$

정상	과체중	비만
18.5~23	23~25	25 이상

표3) **체질량 지수BMI 정상 범위**

적인 문제가 없고, 근육이 많아서 체중이 많이 나가는 것이라면 억지로 체중을 뺄 필요가 없다는 것을 의미한다. 참고로 가장 마지막 데이터인 2020~2021년 국민건강영양조사에서 우리나라 30대, 40대 남성은 비만 비율이 각각 54.9%, 54.2%였고, 여성은 각각 24.3%, 32.0%였다.

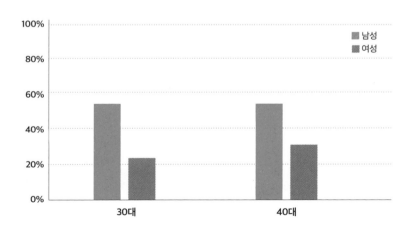

그림9) **2020~2021년 국민건강영양조사에서 나타난 30대와 40대의 비만 비율**

체지방률은 전체 체중에서 몸속의 지방이 차지하는 비율을 의미한다. 일반적으로 남성은 6~24%, 여성은 16~29% 정도까지를 정상 범위로 간주한다. 체질량 지수로 봤을 때는 비만이 아니더라도, 체지방률이 남성은 25%, 여성은 30%를 넘는다면 '마른 비만'이라고 할 수 있다. 이영미 씨가 이 경우에 해당된다. 마른 비만은 인슐린 저항성을 비롯한 대사적인 특징에서 비만과 다르지 않으며, 근육량마저 적은 경우가 많아서 장기적으로는 비만보다 더 큰 문제가 될 수 있다. 2021년 국민체력측정통계를 보면 우리나라 35~39세, 40~44세 기준 남성의 평균 체지방률은 각각 23.8%, 23.7%였고, 여성의 경우는 29.9%, 31.1%였다. 이 결과를 보면 성인 남성은 얼추 둘 중 한 명이 비만이고, 여성은 둘 중 한 명이 적어도 마른 비만이거나 비만이라고 결론 내릴 수 있다.

목표에 맞는
식단을 선택한다

비만인 경우에는 근육은 보존하면서 지방을 빼는 식사를 만들어야 하고, 마른 비만인 경우에는 지방을 빼면서 근육은 늘리는 체성분 전환body recomposition의 절차가 필요하다. 현재 비만하거나 마른 비만에 해당한다면 일차적인 목표 체질량 지수를 21~25의

범위, 체지방률은 남성은 20% 전후, 여성은 25% 전후로 설정하는 것이 적절하다.* 갑작스레 체지방률을 너무 낮추게 되면 호르몬 불균형이 생겨서 월경 주기가 불규칙해지거나 아예 끊기는 경우도 있으며, 몸에 스트레스로 작용해 탈모가 생기는 경우도 있다. 체중이나 체성분이 바뀌는 속도 역시 1개월에 1~2kg 정도로 너무 빠르지 않은 것이 좋다. 이렇게 현실적이고 몸이 적응할 수 있는 목표를 설정해야 불필요한 부작용을 경험할 가능성이 낮다. 체중이 빠지는 이화적 식단catabolic diet(에너지 소비를 촉진하는 식단), 체성분 전환을 위한 식단, 체중 및 근육을 모두 늘리기 위한 동화적 식단anabolic diet(섭취된 에너지를 모아 새로운 분자를 합성하는 식단)의 특징을 살펴보자.

1) 체중 감량과 지방 감소

: 이화적 식단catabolic diet

이화적 식단은 체중 감량이나 지방 감소를 목표로 하는 사람에게 적합한 식단으로, 저탄수화물, 고단백질, 적당한 지방 섭취를 특징으로 한다. 이화적 식단은 전체적인 식단에서 탄수화물 함량

---

* 단, 노년기(65세 이상)에 접어든 경우에는 체중 감량 시 근육만 쉽게 빠지고, 한 번 빠진 근육은 잘 회복되지 않기 때문에 웬만하면 체중 감량을 시도하지 않는 것이 좋다. 해외 연구이지만 사망률이 가장 낮은 BMI도 성인보다 높아서, 25~27kg/m² 정도이다. 따라서 BMI 27kg/m² 이상의 심한 비만이거나 대사 관련 질환의 조절에 문제가 되는 경우, 관절에 무리를 주어 신체 기능을 저하할 우려가 있는 경우 등에만 개인화된 체중 목표 설정과 식단 계획이 필요하며, 이는 의료진과 상의하는 것이 좋다.

을 줄이면서 탄수화물 흡수 속도를 느리게 만들어 포만감을 오래 유지하고 열량을 줄이는 것이 우선된다. 뒤에서 다룰 단순당의 문제와 3차원 절식의 원리를 함께 활용하면 더 쉽게 이화적 식단을 만들 수 있다.

저탄수화물

탄수화물 섭취를 줄여 에너지 소비를 촉진하고 지방 연소를 증가시킨다. 채소, 견과류, 콩류 등 탄수화물 함량이 낮거나 통곡물처럼 탄수화물의 흡수 속도가 느리면서 식이섬유가 풍부한 식품을 주로 섭취한다.

고단백질

단백질은 근육량 유지와 포만감 증진에 도움을 준다. 통상적으로 체중 1kg당 1.2~1.5g의 단백질을 매일 섭취하는 것을 고단백 식사라고 할 수 있다. 참고로 일반적으로 성인에게 필요한 단백질 섭취량 기준은 일일 체중 1kg당 0.8~1.2g 정도다. 저지방 육류, 생선, 유제품, 콩류 등 단백질이 풍부한 식품을 충분히 섭취한다.

적당한 지방 섭취

지방은 필수 영양소를 공급하고 에너지를 제공한다. 아보카도, 견과류, 올리브오일 등 건강한 지방이 함유된 식품을 섭취하되

과다 섭취는 피한다.

2) 체지방 감소와 근육량 증가

: 체성분 전환 식단recomposition diet

체지방을 감소하면서 동시에 근육량을 증가하는 것을 목표로 하는 프로세스로, 영양 조정뿐만 아니라 반드시 운동 루틴(근력 운동과 유산소 운동의 조합)이 동반되어야 실현이 가능하다.

탄수화물 : 단백질 : 지방 = 4:3:3

복합 탄수화물, 고품질의 단백질, 건강한 지방을 적절한 비율로 섭취한다. 일반적으로 하루 전체 칼로리의 40%를 탄수화물, 30%를 단백질, 30%를 지방으로 섭취하는 것이 권장된다.

고단백질

근육의 성장과 회복을 지원하기 위해 가장 많은 단백질 섭취가 필요하다. 특히 지방을 빼는 동시에 근손실을 막아야 하므로 단기간 상당한 고단백 섭취가 필수적이다. 이때는 체중 1kg당 일일 1.6~2.2g의 단백질 섭취를 목표로 한다. 고품질의 단백질 원료로는 식물성 단백질(두부, 콩 등)과 동물성 단백질(닭고기, 소고기, 달걀, 생선 등)이 있으며, 식사만으로는 충분한 단백질 섭취를 달성할 수 없는 경우에는 보충제 섭취를 고려할 수 있다.

혈당 변동성 최소화

탄수화물은 갈지 않은 통곡물, 콩 등의 흡수 속도가 느린 복합 탄수화물을 위주로 섭취하고, 근손실을 최소화하기 위해 식사를 적게 나누어서 하루 여러 번 하는 것도 도움이 될 수 있다.

3) 체중 증가와 근육량 증가

: 동화적 식단anabolic diet

동화적 식단은 체중 증가와 근육량 증가를 목표로 하는 사람들에게 적합한 식단이다. 이런 식단이 필요한 사람이 별로 없을 것 같지만, 의외로 저체중과 낮은 체지방률로 고민하는 사람도 많다. 그런데 이런 사람이 이화적인 식습관을 가지고 있는 경우가 많다. 이럴 때 고탄수화물, 고단백질, 적절한 지방 섭취를 하는 동화적 식단으로 식사를 바꾸면 정상 체중을 서서히 회복해 나갈 수 있다. 특히 근감소증이 있거나 앞서 설명한 '동화 저항' 현상이 있는 사람은 동화적 식단을 구성하는 것이 좋다. 극단적인 경우이지만 혈당 조절을 위해서 살을 과도하게 빼는 사람이 간혹 있다. 그 결과 오히려 근육과 지방이 모두 부족해지면서 혈당 조절 능력마저 떨어지고 삶의 질이 나빠진다. 이럴 때는 적절한 운동 프로그램과 동화적 식단을 통해 근육량을 회복해야 한다.

고탄수화물

탄수화물은 에너지 공급원이자 인슐린 분비를 자극해서 지방과 근육 합성을 자극하므로, 동화적 식단에서 가장 중요한 요소다. 체중을 늘려야 하는 상황에서는 통곡물처럼 흡수 속도가 느린, 섬유질과 결합된 복합 탄수화물에 집착해서는 안 된다. 오히려 흰쌀밥, 빵, 과일과 같은 정제 곡물이나 설탕 같은 단순당도 적절히 활용하는 것이 좋다. 이 식단을 필요로 하는 사람은 대개 체지방률이 낮고 근육량이 적어서 소화에도 어려움을 겪는 경우가 많기 때문이다. 그래서 소화가 쉽고 흡수가 빨라서 대부분의 현대인에게는 별로 추천하지 않는 흰 빵과 잼, 피넛 버터나 환자용 균형영양식(영양 음료) 등이 이런 상황에서는 근육량 회복을 위한 약이 되어준다.

고단백질

근육 성장과 회복을 돕는 단백질은 체중 증가를 원하는 사람들에게 중요하다. 육류, 생선, 유제품, 콩류 등 단백질이 풍부한 식품을 체중 1kg 당 1.2~1.5g 섭취하는 것이 도움이 된다. 이때 본인에게 잘 맞고 소화가 잘되는 단백질원을 찾는 것이 중요하다. 식품으로 섭취가 어렵다면 환자용으로 나와 있는 영양 음료를 섭취하는 방법도 있다. 식사와 식사 사이에 영양 음료를 매일 섞어서 섭취하면 일일 섭취 단백질 양과 열량을 많이 늘릴 수 있다.

적당한 지방 섭취

이 식단이 필요한 사람은 소화가 잘되지 않아 충분히 못 먹는 경우가 많기 때문에 지방의 경우 특별한 제한을 하지는 않는다. 자세히 문진을 해보면, 오히려 몸에 좋다는 견과류나 올리브오일, 아보카도처럼 포만감을 주고 식욕을 억제할 수 있는 지방을 섭취하는 습관 때문에 충분한 열량 섭취가 어려운 경우가 많다. 한마디로 저탄고지 식습관은 오히려 체중을 빠지는 방향으로 누를 수 있다. 이렇게 식욕을 억제하는 고지방 음식은 섭취를 줄여야 한다.

앞서 말한 체질량 지수와 체지방률의 목표에 따라 식단을 조절하는 경우 이렇게 세 가지 식단의 기본 원리와 특징을 참고할 수 있다. 현재 나의 식사가 위 세 가지 식단 중 어디에 해당하는지도 생각해 보자. 아마도 체중이 많이 나가는 사람은 동화적인 식사를, 체중이 적게 나가는 사람은 이화적인 식사를 하고 있을 확률이 높다. 또한 자기 관리를 잘 해 온 분들 중에는 젊어서의 소식하는 습관을 70대까지 유지하다가 어느 순간 체중이 죽나는 경우가 많다. 이 시기에 6개월~1년에 걸쳐 근육량을 상당 부분 잃게 되면 앞서 살펴본 것처럼 이후에 큰 고생을 할 수 있다. 그렇기에 이 시기를 잘 파악해서 너무 늦기 전에 식사 패턴을 조금씩 동화적으로 바꾸어 줄 필요가 있다.

1. 자신의 체질량 지수(BMI)를 구해본다.

체질량 지수(kg/m²) = 몸무게(kg) / [키(m)]²

정상	과체중	비만
18.5~23	23~25	25 이상

2. 과체중, 비만의 경우 체중 조절이 필요하지만, 체지방이 과도하지 않고 대사적인 문제가 없으며 근육이 많아서 체중이 많이 나가는 것이라면 체질량 지수 25까지는 괜찮다.

3. 체질량 지수로 봤을 때는 비만이 아니더라도, 체지방률이 남성은 25%, 여성은 30%를 넘는다면 '마른 비만'이라고 할 수 있다. 마른 비만은 장기적으로 비만보다 더 큰 문제가 될 수 있다.

4. 비만인 사람은 체중과 지방을 감량하는 이화적 식단, 마른 비만은 지방을 줄이고 근육을 늘리는 체성분 전환 식단을 실천한다.

5. 노화에 따라 체중과 근육량 감소를 경험할 가능성이 높다. 젊어서 소식을 하던 사람이라도 60대 중반 이후, 특히 70대부터는 식사 패턴을 점차 동화적으로 바꿀 필요가 있다.

3차원 절식 1단계

• 빠르고 해로운 탄수화물을 걷어내라 •

노화의 가속페달로 가장 잘 알려진 것이면서 생활 습관을 통해 조절할 수 있는 두 가지가 있다. 바로 인슐린과 엠토르mTOR. 인슐린은 혈당이 올라갈 때 췌장에서 분비되는 호르몬이고, 엠토르mTOR는 몸의 전반적인 에너지 상태에 따라 단백질 합성과 세포의 성장 속도를 제어한다. 반대로 몸의 전반적 에너지 상태가 낮을 때 대사 속도를 느리게 만드는, 노화의 브레이크로 알려진 것 두 개를 꼽으면 AMPK와 SIRT1이 있다. AMPK는 AMP 인산화효소로, 세포가 굶고 있을 때 여러 가지 노화를 늦추는 작용을 활성화한다. SIRT1은 여러 가지 세포 내 메커니즘과 관련이 있는데, 평소에는 유전자 발현을 통제하고 DNA 손상이 일어나는 경우 이를 수리하는 데 관여한다. 전통적으로 실험동물에서 유의미하게 수명을 증가시키고 노화 속도를 느리게 만드는 조작은 어떠한 방법으로든 이 경로를 거친다. 가장 고전적인 방법이 평소보다 에너지 섭취량을 20~25% 정도 줄이는 절식caloric restriction이다. 이 방법을 통해 생쥐의 수명을 20~30%까지 늘릴 수 있다. 미국 국립 보건원NIA에서 생쥐를 대상으로 진행하는 대규모 노화 지연 검증 실험 프로젝트인 ITP The Interventions Testing Program에서 유의미한 효과를 보인 대표적인 약물로 아카보스acarbose, 카나글리플로진 canagliflozin, 라파마이신rapamycin이 있다. 이 약물은 인위적으로 일종의 절식 상태를 만드는 효과가 있는데, 이것을 평생 사용하면 생쥐의 수명이 많게는 20%까지도 늘어난다. 사람에게 이러한 효과를 만들어 낼 수 있는 가장 효과적이며 지속 가능한 방법이 바로 앞으로 설명할 '3차원 절식'이다. 이 방법을 앞에서 말한 세 가지 식사 전략(이화적 식단, 체성분 전환 식단, 동화적 식단)과 함께 접목하면 아주 쉽게 체지방률과 체중을 조절하고 요요도 예방할 수 있다.

단순당과
정제 곡물의 파급효과

노화 속도 제어를 위한 3차원 절식의 첫 번째는 단순당과 정제

단순당	정제곡물
설탕, 꿀, 사탕, 초콜릿, 콜라, 사이다, 과일 주스 등 **당이 들어간 가공식품**	흰쌀밥, 빵·떡·국수 등 **흰쌀이나 흰밀가루로 만든 식품**

그림 10 **단순당과 정제곡물 식품**

곡물의 최소화이다. 세상에 존재하는 수많은 장수 식단의 공통점을 한 가지만 꼽으라면 단순당과 정제 곡물을 피하는 것일 만큼 아주 중요한 일이다. 단순당은 1개의 당 분자로 구성되는 단당류(포도당, 과당, 갈락토스)와 2개의 당 분자로 구성되는 이당류(설탕, 젖당, 엿당)를 통칭한다. 콜라, 사이다, 주스, 사탕 등이 단순당이 많이 들어 있는 대표적인 음식이다. 정제 곡물은 도정 과정을 통해서 겨와 배아를 제거한 대부분의 흰색 곡물을 이야기한다. 흰쌀이 대표적인 정제 곡물이며, 이를 다시 갈아서 가공하거나 모양을 만든 밀가루 음식, 빵이나 떡, 국수 등도 모두 정제 곡물에 해당한다. 특히 단순당과 정제 곡물이 여러 식품첨가물과 버무려진 초가공식품은 절대로 피하는 것이 좋다. 과자, 라면, 청량음료 등이 대표적인 초가공식품이다.

우리 몸은 탄수화물을 흡수하는 3단계 시스템이 있다. 1단계는 근육과 간의 글리코겐 저장소, 2단계는 이미 가지고 있는 지방, 3단계는 간을 비롯한 원래 지방 조직이 아닌 곳에 생겨나는 지방세포나 지방 물방울이다. 자연 상태에서 구할 수 있는 달지 않은 과일이나 통곡물을 먹었을 때 혈당은 근육이 흡수해서 사용하거나 예비 에너지원인 글리코겐으로 저장할 수 있는 정도까지만 오른다. 하지만 근육이 탄수화물을 흡수할 수 있는 능력에는 한계가 있다. 이보다 많은 양이 쏟아져 들어오면, 특히 빠른 속도로 혈당이 오르게 되면 췌장은 인슐린을 분비한다. 이렇게 분비된 인슐린은 지방과 간에 포도당을 밀어 넣는다. 그러면 곧 혈당은 다시 고꾸라지는데, 이때 졸리고 힘이 빠지고 배가 고픈 느낌을 받게된다. 이 과정이 반복되면 인슐린 저항성이 생기고 점차 근육이 탄수화물을 흡수할 수 있는 능력이 떨어져 같은 양의 당분을 먹

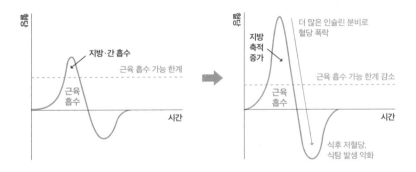

[그림 11] **혈당 상승과 인슐린 저항성** 단순당과 정제 곡물을 지속적으로 섭취하면 점차 인슐린 저항성이 심화되고 혈당 변동성이 커진다. 혈당이 가파르게 올라가면 더 많은 인슐린이 분비돼 혈당이 큰폭으로 떨어지는 식후 저혈당이 발생하는데, 이때 스트레스 호르몬과 식욕 촉진 호르몬이 분비되며 허기짐을 느껴 전반적인 에너지 섭취가 늘어나는 악순환이 된다.

어도 혈당은 더 오르고 인슐린은 더 많이 분비된다. 게다가 간과 내장에 끼인 지방세포는 염증 물질을 분비하는데, 이러한 물질은 인슐린 저항성을 더욱 악화시킨다. 단순당과 정제곡물이 많이 포함된 식사를 하고 나면 급격한 혈당 변화로 인해 머리에 안개가 낀 듯한 느낌, 소위 브레인 포그brain fog를 경험하기도 한다.

인슐린 저항성으로 전반적인 인슐린 분비가 증가하면, 물과 소금을 붙잡고 있는 인슐린의 특성으로 오후에는 온몸이 붓게 된다. 자려고 누우면 다리에 모여 있던 부종이 몸의 위쪽으로 재분포되면서 코를 안 골던 사람도 코를 많이 골게 된다. 수면의 질이 떨어지고 혈압도 오른다. 이렇게 떨어진 수면의 질은 스트레스 호르몬인 코르티솔을 분비해 다시 인슐린 저항성을 더욱 악화시키는 악순환을 만든다. 우리가 탄수화물을 두려워하는 것의 근본 이유는 바로 이 빠른 탄수화물 속도가 만들어 내는 인슐린의 요동이다. 사실 탄수화물 자체에는 죄가 없다. 우리가 제대로 처리하지 못할 만큼 혈당을 빠르게 올리는 탄수화물이 문제다. 이들이 만들어 내는 인슐린의 요동은 복부 비만과 당뇨병을 만드는 일을 넘어, 노화의 가속페달 그 자체다. 대사 과학자들은 심지어 치매를 제3형 당뇨병이라 부를 정도다(1형 당뇨병은 췌장에서 인슐린을 분비하지 못하는 것, 2형 당뇨병은 인슐린 저항성에 의한 고혈당증을 의미한다).

어쩔 수 없이
먹어야 한다면

과거 수렵 채취 시대에는 많은 양의 음식을 섭취하는 일이 드물었을 뿐 아니라 가공하지 않은 자연 그대로의 상태로 섭취했다. 그러나 현재는 가장 싸고 빠르며 쉽게 구할 수 있는 음식이 대부분 정제 곡물(흰 빵, 국수, 라면, 흰쌀밥)이라는 것이 문제다. 게다가 최근에는 음식들이 더 극단적으로 달아지고 있기까지 하다. 설탕을 넣어서 달아진 맛에 짠맛, 매운맛을 더한다. 그 매운맛을 가리기 위해 다시 설탕을 더한다. 단맛, 쓴맛, 신맛, 짠맛, 감칠맛을 모두 포화시킨 가공식품의 유혹이 가득한 세상이다. 그러나 인류의 몸은 마약과 같은 쾌감을 주는 이런 식품을 제대로 처리할 능력이 없다.

자연에서 섭취할 수 있는 곡물은 섬유질이 내용물을 붙잡고 있기 때문에 위장관에서 소화·흡수되어 혈당을 올리는 데 오랜 시간이 걸린다. 하지만 섬유질을 벗겨낸 정제 곡물은 위장에 들어가 곧바로 단순당으로 분리돼 흡수되어 버린다. 정제 곡물은 결국 단순당과 거의 비슷한 혈당 상승 패턴을 보인다. 그런데 외식에서는 어쩔 수 없이 단순당과 정제 곡물을 만나게 된다. 이런 상황이 온다면 다음을 활용해 보는 것도 방법이다.

1) 양을 절반으로 줄이기

체중 또는 체지방을 줄여야 하는 상황에서 흰쌀밥을 어쩔 수 없이 먹어야 한다면 차라리 밥의 양을 절반 정도로 줄여본다. 오히려 혈당이 덜 오르면서 식후의 허기가 덜 느껴질 것이다.

2) 먹는 순서 바꾸기

순서를 바꿔 혈당 상승을 느리게 만드는 방법이다. 흰쌀밥을 먹기 전에 채소를 먼저 먹는 방법인데, 정제 곡물을 채소와 배합해서 복합 탄수화물처럼 만드는 것이다. 채소를 포함한 식이섬유 → 고기·생선 등 단백질 → 탄수화물의 순서로 먹는 것이 혈당을 느리게 올린다.

덧붙여 만약 당뇨병 전단계에 해당하는 상황이라면, 당뇨약의 일종인 알파글루코시다제 억제제α-glucosidase inhibitor를 처방받아 사용할 수 있다. 알파글루코시다제 억제제는 탄수화물이 포도당으로 분해되는 것을 억제해 탄수화물의 흡수 속도를 느리게 만들고 혈당을 천천히 올린다. 단, 이미 당뇨병 진단을 받은 경우라면 의료진과 상의하여 지침에 따르는 것이 좋다. 또한 마른 비만이나 마른 당뇨인 상태이면서 근육이 잘 늘지 않거나 지방만 계속 늘어나는 느낌이 든다면, 최근 대중화되고 있는 지속 혈당 감시 장치Continuous Glucose Monitoring, CGM를 이용해 예상치 못한 식후 혈당 스파이크(식사 후 혈당이 치솟는 것)가 있는지 확인하는 것도 방법이다. 지속 혈당 감시 장치는 피부에 센서를 부착해 주기적으로 혈당을 측정, 스마트폰 등으로 보여주는 장치로 실시간 혈당을 확인할 수 있다. 만약 식후 혈당 스파이크가 나타난다면 앞에서 말한 여러 방법으로 탄수화물 흡수 속도를 느리게 만들면서 유산소와 근력 운동을 병행해, 근육이 잠가 놓고 있는 포도당 통로를 열어주는 것이 좋다.

이런 과정을 통해 여러 가지 식사와 더불어 운동 종류와 시기, 강도 등을 스스로에게 실험해 보면서 혈당 변동성을 감소시키는 일상의 최적 패턴을 미리 마련하면, 어떤 한 가지 식단에 집착하지 않고 비교적 자유로운 식사를 하면서도 노화 속도를 느리게 만들 수 있다.

선순환을 만드는 '걷어내기'

단순당과 정제 곡물에 의해 혈당이 빠르게 오르는 상황에서는 즐거움의 호르몬인 도파민과 엔도르핀이 머릿속에서 분비된다. 이 때문에 많은 현대인이 탄수화물에 중독되어 있다. 스트레스를 받는 상황에서는 도파민과 엔도르핀에 대한 목마름이 생기기에 흔히 '당이 땡긴다'고들 말하는 것이다. 이 '당 중독 회로'는 생활 습관 개선으로 사그라들게 만들 수 있다. 진료실을 찾은 환자들에게 우선 일주일만 단순당과 정제 곡물을 멀리하라고 권한다. 이렇게만 해도 오후에 늘 느끼던 머릿속의 안개가 사라지고 서너 시면 어김없이 당기던 단 음식이 어느 순간 떠오르지 않는다. 확실한 실천이 동반되면 1~2주 이내에 부종이 개선되고, 저장돼 있던 글리코겐이 분해되어 체중이 3~4kg 줄어드는 경우가 많다.

이런 효과를 더 확실히 얻기 위해 무조건 탄수화물 자체를 제한하는 방법이 유행하고 있다. 아예 탄수화물을 섭취하지 않으면 혈당 피크도 없게 되니 지방이 잘 빠지게 되고, 카니보어 carnivore(고기만 먹는 식단)처럼 상당한 양의 동물성 단백질까지 섭취한다면 근육량도 유지는 할 수 있다. 하지만 이는 빈대를 잡기 위해 초가삼간을 완전히 불태우는 것과도 비슷하다. 나도 과거에 절대적인 탄수화물 양을 과도하게 줄이는 케톤 식이를 해본 적이 있다. 몇 달 동안은 큰 폭으로 체중이 감소했지만, 장기적으로 지속하자 결국 너무 많은 근손실이 따라왔다. 이를 회복하기 위해서 또다시 동화적인 식사가 필요했다. 이렇게 온탕, 냉탕을 오가다 보니 장기간 지속 가능하면서도 자연스럽고, 몸이 쾌적한 식단이 필요했다. 케톤 식이와 같은 초저탄수화물 식이를 지속하는 것은 바깥 음식에 끊임없이 노출되는 직장인의 삶에서 쉽지 않은 과제이다. 그런 면에서 탄수화물의 속도에 집중하는 3차원 절식의 첫 단계를 이해하는 것이 일상의 식사에서 자유로움을 얻는 데 큰 도움이 되었다.

귀리나 현미처럼 갈지 않은 통곡물, 렌틸, 병아리콩 같은 느리게 흡수되는 복합 탄수화물을 채소와 함께 섭취하면 포만감을 얻을 수 있을 뿐 아니라 혈당 상승 폭도 낮아서 인슐린 분비도 최소화할 수 있다. 게다가 통곡물과 섬유질이 풍부한 장수 식단은 장내 세균총에도 유익한 변화를 준다는 것이 잘 알려져 있다. 이렇게, 모든 탄수화물 자체를 제한하기보다는 빠르고 해로운 탄수화물을 걷어낸다는 생각으로 식사를 교정하기 시작하면, 작은 노력에 비해 큰 효과의 선순환이 찾아온다.

1. '3차원 절식'은 가속노화를 막고 노화를 지연시킬 수 있는 효과적인 방법이다. 이 방법을 앞에서 말한 세 가지 식사 전략(동화적, 이화적, 체성분 조정)과 접목하면 쉽게 체지방률과 체중을 조절하고 요요를 예방할 수 있다.

2. 단순당(설탕, 꿀, 사탕, 초콜릿, 콜라, 사이다, 과일 주스 등 당이 들어간 가공식품), 정제 곡물(흰쌀밥, 빵·떡·국수 등 흰쌀이나 흰밀가루로 만든 식품)을 최소화하며, 이들이 식품첨가물과 버무려진 초가공식품(과자, 라면, 청량음료 등)은 절대로 피한다. 단순당과 정제 곡물을 지속적으로 섭취하면 점차 인슐린 저항성이 심화되고 혈당 변동성이 증가되며 인슐린 과다 분비로 식후 저혈당을 경험하게 되는데, 이때 허기짐을 느껴 에너지 섭취가 늘어나는 악순환이 일어난다.

3. 외식 등으로 인해 어쩔 수 없이 단순당과 정제 곡물을 먹어야 하는 상황이라면, 첫째로 먹는 양을 줄이고, 둘째로 먹는 순서를 식이 섬유 → 고기, 생선 등 단백질 → 탄수화물의 순서로 바꾸면 혈당을 느리게 올린다.

4. 귀리나 현미처럼 갈지 않은 통곡물, 렌틸, 병아리콩 같은 느리게 흡수되는 복합 탄수화물을 채소와 함께 섭취하면 포만감을 얻을 수 있을 뿐 아니라 혈당 상승 폭도 낮아서 인슐린 분비도 최소화할 수 있다. 탄수화물 자체를 제한하기보다는 빠르고 해로운 탄수화물을 걷어낸다는 생각으로 접근한다.

3차원 절식 2단계

• 먹는 시간을 제한하라 •

시간 제한 다이어트는 솔크 연구소Salk Institute의 사친 판다 Satchidananda Panda 박사가 제시하여 유명해진 방법이다. 생활의 리듬에 맞춰서 식사해야 한다는 것을 기본 개념으로 하며, 12시간 먹고 12시간 굶기, 8시간 먹고 16시간 굶기 등 다양한 방법이 알려져 있다. 에너지를 섭취하지 않는 기간 동안 절식이나 금식과 연관된 기전, 즉 노화 속도를 느리게 만들 수 있는 경로들을 활성화할 수 있다는 생각에 기반한다. 특히 금식 시간이 길어져 자가포식autophagy 같은 기전이 활성화되면 세포 내에 쌓인 잘못 만들어진 단백질을 태워 에너지로 사용하게 되는데, 이는 단백항상성proteostasis이라는 노화 기전을 개선하는 효과가 있다. 사람의 경우 아직 획일적으로 몇 시간 동안 먹고 몇 시간 동안 굶어야 한다는 것이 확정되어 있지 않고, 획일화할 수도 없으리라 생각하지만, 통상적으로는 최소 12시간 정도 속을 비워야 한다고 생각한다. 시간 제한 다이어트는 간헐적 단식, 1일 1식의 개념으로도 많이 알려져 있는데, 이를 오해하고 한 끼에 몰아서 먹는 식으로 오용하는 경우가 많다. 이렇게 1일 1폭식을 하는 것은 몸에 좋을 리가 없다.

참고로 최근 유명 학술지 '뉴잉글랜드저널오브메디슨NEJM'에 시간 제한 다이어트의 효과가 없다는 연구 결과가 발표되어 많은 사람의 관심을 끌었다. 중국 남방의대와 미국 툴레인대 연구진이 주도한 이 연구에서 시간을 제한한 군과 제한하지 않은 군의 총 섭취 열량을 똑같이 맞췄더니 두 집단의 체중 감소 정도에 차이가 없다는 것이다. 시간 제한 다이어트 효과의 상당 부분은 자연스럽게 금식 시간이 늘어나며 에너지 섭취량이 줄어드는 것에 있기 때문에, 두 집단에서 에너지 섭취량을 똑같이 맞춰 놓은 이 연구 결과 하나만 놓고 시간 제한 다이어트의 효과를 전면적으로 부정하기는 어렵다. 그동안 해당 학술지를 포함해 많은 유수 학술지에 시간 제한 다이어트가 체중 감량뿐 아니라 혈압이나 혈당 등 다양한 지표에 유의미한 도움을 준다는 연구 결과들이 발표되었기 때문이다.

내 몸에 맞는
시간 제한 다이어트는?

앞서 3차원 절식의 첫 번째 차원은 단순당과 정제 곡물을 식사에서 제거하는 것임을 언급했다. 이렇게 하면 식사 후의 혈당 변동성이 사라지고 차츰 인슐린 저항성이 개선되며, 수면의 질이 나아지면서 스트레스 호르몬 분비도 정상화된다. 이 모든 변화는 비정상적으로 증가한 식욕, 그러니까 식탐이 사그라들게 한다. 저녁 식사 후 자기 전에 떠오르던 야식 생각이 더 이상 나지 않게 될 가능성이 높다는 말이다. 시간 제한 다이어트는 이렇게 자연스러운 시스템으로 만들어 내야 한다. 억지로 참는 단계가 있어서는 안 된다. 식이 조절에 있어서 억지로 참는 과정이 개입되는 순간 머지않아 그 반대 방향으로의 폭발이 나타나기 때문이다. 그래서 반드시 첫 번째 차원의 실천이 이루어지고 식욕이 조절되기 시작할 때 두 번째 단계에 돌입해야 한다.

1) 근손실을 허용하더라도
전반적인 체중 감량이 우선되어야 하는 경우
(이화적 식단)

이 경우 16/8(16시간 금식/8시간 식사) 시간 제한 다이어트를 시도해 볼 수 있다. 저녁 식사 후 물이나 열량이 없는 허브차 외에는 아무것도 먹지 않아야 하고, 아침 기상 후에는 블랙커피나 열량이 없는 차, 그리고 MCT오일(코코넛 등의 식물에서 추출하며 지방산 사슬이 짧아 아주 쉽게 흡수된다) 1티스푼(5ml) 또는 올리브오일 1테이블스푼(15ml)을 곁들이되 탄수화물이나 단백질은 먹지 않는다. 공복 상황에서 MCT오일을 복용하면 금식 중인 신체의 대사 활동에는 영향을 주지 않으면서 케톤체의 생성이 촉진되는데, 이는 근육 분해를 억제하고 지방 분해는 촉진하는 효과가 있다. 이렇게 아침 시간을 보내고 점심부터 첫 끼니를 시작하면 자연스럽게 16/8 시간 제한 다이어트가 된다.

2) 체지방을 감소하고 근육량을 늘려야 하는 경우 (체성분 전환 식단)

만약 체성분 전환을 해야 하는 상황에서 16/8 시간 제한 다이어트를 시도한다면 아침을 약간만 수정해본다. MCT오일이나 올리브오일을 당분이 들어있지 않은 식물성 단백질(대두, 완두, 현미 등에서 추출한 다양한 단백질 파우더 또는 당분과 탄수화물이 거의 없는 두유) 20~30g과 섞어 셰이크로 마신다. 근육 생성 효율을 올리기 위해서 하루에 크레아틴 보충제를 3~5g 추가할 수도 있는데, 가루 형태의 크레아틴이면 셰이크에 섞는 것도 방법이 된다. MCT 오일이 포함된 지방은 근육 분해를 억제하고, 식물성 단백질에는 가지사슬 아미노산BCAA이 적게 들어 있어서 인슐린 분비를 초래할 가능성이 낮으면서 동시에 근육 손실을 억제할 만큼의 최소한의 아미노산을 공급해준다. 크레아틴은 근손실을 막아주는 효과도 있다.

시간 제한 다이어트가
맞지 않는 사람

전반적으로 체중과 근육량 증가가 필요한 사람은 당연하게도 시간 제한 다이어트가 맞지 않는다. 또한 이미 인슐린 저항성이 심해서 당뇨병을 앓고 있거나 평생 운동을 한 적이 없는 사람이라면 16/8 시간 제한 다이어트가 맞지 않을 수 있다. 금식을 하면 근육과 지방을 녹여 에너지를 만드는 AMPK는 활성화되고, 근육을 만들어내는 가속페달인 엠토르mTOR는 억제된다. 정상적인 사람은 이 시점에 주로 지방이 탄다. 하지만 당뇨병이 있거나 운동을 한 적이 없는 사람은 근단백 생성과 근단백 분해의 균형이 틀어져 있어서 이 시점에 주로 근육이 녹는다. 앞서 계속 언급한 동화 저항 현상anabolic resistance때문인데, 이 경우 밥을 먹어도 근육이 잘 생기지 않고 에너지가 지방으로만 쏙쏙 들어가며, 금식 중에는 지방이 타지 않고 근육이 녹아버린다. 결국 몸에 상당한 에너지가 투입되어도 근육이 이를 뽑아가지 못하기 때문에 실질적으로 근육량을 유지하려면 정상에 비해 훨씬 많은 양의 근력 운동과 단백질 섭취가 필요하다. 가뜩이나 근육은 부족하고 지방이 많은 몸인데 남들만큼 근육을 늘이려면 근력 운동은 2배쯤 하고, 단백질은 1.5배쯤 먹어야 한다.

그래서 당뇨병이 있거나, 비만이 심하거나, 그동안 근력 운동을 한 적이 없는 사람은 오히려 더 세끼를 잘 챙겨 먹어야 한다. 이런 현상을 이해하지 못하고 무턱대고 억지로 굶어서 근육을 녹게 만들고 이후 발생한 요요 현상으로 지방만 다시 늘어나는 악순환을 반복하는 사람이 정말 많다. 급하게 살을 빼는 상업적인 다이어트는 대부분 이런 방식을 따르고 있다는 점도 주지할 만하

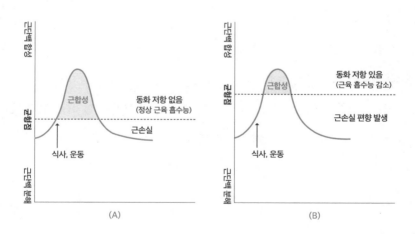

그림 12 동화 저항으로 인한 근단백 합성 분해 균형점 이동 정상인(A)에 비해 동화 저항이 있는 사람(B)은 근단백 합성과 분해의 균형점이 위로 옮겨져 있어서 밥을 먹고 운동을 해도 훨씬 적은 근합성이 일어나며, 금식 중에는 더 쉽게 근손실이 발생한다.

다. 당뇨가 없더라도 대략 65세가 넘은 노년기에는 어느 정도 동화 저항이 생겨 있기 때문에 과도한 시간 제한 다이어트는 좋지 않다. 또한 성장을 위해 끊임없이 에너지 공급이 필요한 소아, 청소년 시기도 마찬가지다. 그래서 학생들은 아침밥을 먹는 것이 좋다고 하는 것이다.

동화 저항이 어느 정도 진행된 사람은 12/12 시간제한 다이어트가 실질적 한계이다. 16/8 방식은 금식 기간이 길어져서 공복 시에 근손실이 발생하고, 이 공복 시기를 기아 상태로 인식한 몸이 추후 식사로 섭취된 열량을 지방으로 축적해버리는 안타까운 형국이 될 가능성이 높다. 이런 경우에는 아침, 점심, 저녁 세끼를 모두 복합 탄수화물과 단백질, 건강한 지방을 섞어서 챙겨 먹어야 체성분이 더 이상 나빠지지 않는다. 이렇게 식사하면서 전신 근력 운동을 꾸준히 하면 6~12개월에 걸쳐서 동화 저항 현상이 풀리게 되고, 저절로 체성분이 개선된다. 결국 이름은 3차원 절식이라고 했지만 대사 불균형과 노화 가속을 개선하는 것이 주요한 특징이며 충분한 근육량과 근력도 가질 수 있게 되는 것을 의미한다.

1. 일정 시간 금식하면 자가포식 같은 기전이 활성화되면서 세포 내에 쌓인 잘못 만들어진 단백질을 태워 에너지로 사용하게 되는데, 이는 단백항상성이라는 노화 기전을 개선하는 효과가 있다. 이를 이용하는 것이 '시간 제한 다이어트'다.

2. '3차원 절식'의 2단계인 시간 제한 다이어트는 반드시 1단계 실천이 이루어져 식욕이 조절되기 시작할 때 자신의 몸에 맞는 방법으로 실천한다.

3. 당뇨병 환자, 심한 비만인, 살면서 근력 운동을 한 적이 없는 사람은 금식을 하면 지방이 타는 것이 아니라 근육이 녹는 동화 저항 현상이 발생한다. 이 경우 시간 제한 다이어트가 적합하지 않으며 복합 탄수화물과 단백질, 건강한 지방을 섞어 세끼를 잘 챙겨 먹고 근력 운동을 꾸준히 하면 6~12개월에 걸쳐 동화 저항 현상이 풀린다.

3차원 절식 3단계

• 내 몸에 맞는 열량을 섭취하라 •

3차원 절식의 마지막은 전체적인 영양소의 균형과 열량을 조망하는 것이다. 이 순서로 진행해야 궁극적으로 원하는 목표인 유의미한 절식 효과를 요요의 우려 없이 이뤄낼 수 있다. 대다수 사람이 다이어트를 시작할 때 식사 조성이나 시간은 내버려 둔 채 일단 섭취 열량을 줄이려고 한다. 순서가 거꾸로 된 것이다.

두 번째 단계까지 온 상태로 두세 달이 지나면 과도하게 항진되어 있던 식욕과 술, 단순당을 좇는 갈망에서 우리 뇌가 어느 정도 자유로워진다. 이제야 수렵 시대에 맞춰진 우리 몸이 자연스럽게 에너지 대사를 조절할 수 있는 환경에 놓인 것이다. 그렇게 어느 정도 자연스러워졌을 때 오늘을 돌아보면 생각보다 섭취한

느리게 나이 드는 습관

열량이 적음에도 불구하고 허기는 별로 느껴지지 않음을 알 수 있다. 복합 탄수화물이나 채소, 과일처럼 자연스러운 음식은 당지수가 낮고 열량도 낮아서 더 많은 포만감을 주고, 전체적으로 에너지 섭취량이 감소하는 방향으로 선순환이 발생한다. 이때 비로소 우리는 열량에 주목해야 한다.

내 몸에 필요한 열량 계산하기

먼저 자신의 생명을 유지하는 데 필요한 최소한의 에너지 양, 즉 기초대사량basal metabolic rate, BMR을 파악해 볼 필요가 있다.

기초대사량 계산하는 법

남성 88.362 + (13.397 × 몸무게kg) + (4.799 × 키cm) - (5.677 × 나이)

여성 447.593 + (9.247 × 몸무게kg) + (3.098 × 키cm) - (4.330 × 나이)

기초대사량을 계산하는 법인 해리스 베네딕트 공식(Harris-Benedict 공식, Roza 및 Shizgal이 1984년에 개정)을 이용해 체중 55kg, 키 157cm인 50세 여성의 기초대사량을 계산하면 1,226kcal가 된다.

447.593 + (9.247 × 55kg) + (3.098 × 157cm) - (4.330 × 50)

= 447.593 + 508.585 + 486.386 - 216.5

= 1,226(kcal)

여기에 자신의 활동 수준에 따라 일일 에너지 소비량total daily energy expenditure, TDEE을 계산할 수 있다.

매우 활동적이지 않음 (운동을 하지 않고 몸을 거의 움직이지 않음)	기초대사량BMR ×1.2
가벼운 활동 (일주일에 1~3일 정도 가벼운 운동을 함)	기초대사량BMR ×1.375
보통 활동 (일주일에 3~5일 정도 중간 강도의 운동을 함)	기초대사량BMR ×1.55
활동적 (일주일에 6~7일 정도 중간에서 고강도 운동을 함)	기초대사량BMR ×1.725
매우 활동적 (일주일에 6~7일 정도 매우 격렬한 운동을 함. 하루에 두 번 이상의 운동을 하는 경우도 포함)	기초대사량BMR ×1.9

노화 지연을 위한 절식 또는 약간의 체중 감량을 위해서는 계산된 일일 에너지 소비량TDEE에서 20%를 뺀 열량을 식사로 섭취하면 된다. 사례의 체중 55kg, 키 157cm인 50세 여성이 조깅을 주 3회 땀이 날 때까지 30~40분 하는 경우라면 일일 에너지

소비량은 1,226kcal(기초대사량)×1.55로 1,900kcal가 되고, 여기에 20%를 뺀 1,520kcal를 섭취하면 된다. 그런데 만약 근력 운동을 매일 하면서 체성분을 지방에서 근육으로 바꿀 요량이라면 1,226kcal(기초대사량)에 1.725를 곱한 2,114kcal를 섭취해야 하는 것이다. 만약 체중과 근육량을 빠르게 늘리는 벌크업bulk up까지 고려한다면, 여기에 다시 20%나 500kcal를 더해준다. 2,600kcal가 넘는다니, 믿어지는가? 이 책을 읽는 여성들은 이렇게 많이 먹어야 한다는 사실에 깜짝 놀랄지도 모른다. 물만 마셔도 살이 찌는 것을 느끼고 있는 분들이 많을 테니 말이다.

공든 탑은
무너지지 않는다

물만 마셔도 살이 찌는 이유는 앞서 이야기한 것처럼, 소위 토포torpor에 가까울 정도로 몸을 굶기기 때문이다. 다시 말해 기아의 상황이라고 할 수 있다. 이런 몸은 열 발생을 낮추고, 근육은 웬만하면 녹여서 에너지로 써버리려 하고, 어쩌다가 에너지가 들어오면 그것은 지방으로 저장해 버리려는 특성을 가진다. 그래서 과도한 절식을 유지하면 의외로 마른 비만이 잘 해결되지 않는다. 이를 해결하려고 허리띠를 더 졸라매면 몸에 근육이 계속 감소하는 악순환이 발생한다. 그러니 웬만해서는 20% 절식 정도를 지키면서 충분한 근력 운동을 하는 것이 좋다. 잘 먹어야 지방이 빠진다는 이야기가 그래서 나오는 것이다.

앞서 다루었던 동화적 식단, 이화적 식단, 체성분 전환 식단의 특성을 지금까지 살펴본 3차원 절식의 개념과 합치면, 내가 원하는 체성분과 체질량 지수에 효율적으로 도달할 수 있다. 이런 3차원 절식의 개념을 이해하고 습관화하는 것은 또 다른 이점을 주는데, 바로 요요 현상을 경험할 가능성이 낮다는 것이다. 많은 사람이 향정신성 약물을 비롯한 다이어트약을 먹거나 극단적으로 열량을 줄이는 상업적 식단 등을 통해 아주 빠르게 체중을 감량하려고 한다. 하지만 비만한 미국인 기준으로도 1주일에 0.5~1kg 정도의 속도로 감량할 것을 권고한다. 체구를 고려한다면, 우리나라 사람은 1개월에 1~2kg의 속도를 넘지 않는 것이 안전해 보인다. 너무 빠른 속도로 체중을 빼면 근육량이 줄고 골밀도 역시 빠르게 감소할 우려가 있다. 급격한 다이어트 이후 요요 과정에서는 안타깝게도 대부분 지방의 양만 늘어난다. 하지만 식탐이 생기는 근본적인 기전을 이해하고 자연스러운 음식을 섭취하여 대사 과정이 개선되면서 지방이 줄고 근육량이 늘어나는 이 과정은, 짜릿한 속도는 없지만 그만큼 허물어질 가능성도 낮은 '공든 탑'에 가깝다고 할 수 있다. 또 한 가지 장점은 점차 체중이라는 수치에서 자유로운 사람이 되어간다는 점이다. 가장 깊숙한 곳에 나의 노화 속도와 대사적 건강이 있고, 그것을 드러내는 지표 중 하나가 체성분, 그리고 체중에 불과하다는 것을 알게 된다. 3차원 절식을 지속하다 보면 의외로 이전보다 체중은 더 나가게 되더라도 오히려 옷태가 좋아지고, 여러 가지 대사 지표와 체성분도 더 나아지는 것을 경험할 수 있다.

자연스러운 식사, 복합 탄수화물과 채소가 풍부한 장수 식단과 약간의 절식을 조합하면 상당히 큰 노화 지연 효과를 낼 수 있음이 잘 알려져 있다. 당뇨와 심혈관질환뿐만 아니라, 우울증, 치매 등 뇌 건강에도 좋다는 것이 여러 연구를 통해 지속적으로 확인되고 있다. 이 책을 보는 독자들도 3차원 절식을 통해 100세 건강에 가까워지길 바란다.

1. 3차원 절식의 마지막은 열량을 맞춰 먹는 것이다. 이 순서로 진행해야 궁극적으로 원하는 목표인 유의미한 절식 효과를 요요 없이 이뤄낼 수 있다.

2. 본인의 몸에 맞는 열량을 계산한다.

   1) 기초대사량(kcal)

   남성 : 88.362 + (13.397 × 몸무게kg) + (4.799 × 키cm) – (5.677 × 나이)

   여성 : 447.593 + (9.247 × 몸무게kg) + (3.098 × 키cm) – (4.330 × 나이)

   2) 일일 에너지 소비량

   - 매우 활동적이지 않음(운동을 하지 않고 몸을 거의 움직이지 않음)
     : 기초대사량(BMR) × 1.2

   - 가벼운 활동(일주일에 1~3일 정도 가벼운 운동을 함)
     : 기초대사량(BMR) × 1.375

   - 보통 활동(일주일에 3~5일 정도 중간 강도의 운동을 함)
     : 기초대사량(BMR) × 1.55

   - 활동적(일주일에 6~7일 정도 중간에서 고강도 운동을 함)
     : 기초대사량(BMR) × 1.725

   - 매우 활동적(일주일에 6~7일 정도 매우 격렬한 운동을 함. 또는 두 번의 운동을 하는 경우도 포함)
     : 기초대사량(BMR) × 1.9

3. 노화 지연을 위한 절식 또는 약간의 체중 감량을 위해서는 일일 에너지 소비량에서 20%를 뺀 열량을 식사로 섭취한다.

노화를 지연시키는 장수 식단

• MIND 식사를 기억하라 •

유사 이래 많은 사람이 식단을 통해 건강 장수를 꾀하려는 시도를 해왔다. 그중 대중 매체를 통해 가장 널리 알려진 것은 블루존Blue zone 식사일 것이다. '블루존'이라는 용어는 2005년에 내셔널 지오그래픽의 댄 뷰트너가 만든 개념으로, 세계에서 가장 건강하게 장수하는 것으로 알려진 일군의 지역을 지칭한다. 사르데냐(이탈리아), 오키나와(일본), 니코야(코스타리카), 이카리아(그리스), 그리고 로마 린다(미국 캘리포니아) 등이 포함되며, 블루존 식사는 이 지역에서 일반적으로 섭취되는 식사 습관을 의미한다. 블루존 식사의 특징은 다음과 같다.

① **식물 중심** : 블루존 식사는 과일, 채소, 곡물, 콩류, 견과류 등 식물을 기반으로 하며, 고기는 적게 소비한다.

② **식물성 단백질** : 블루존 식사에서 대부분의 단백질은 콩류와 견과류, 씨앗에서 얻는다.

③ **설탕 최소화** : 가공된 설탕은 적게 섭취하며, 당류는 대부분 과일 등 자연식품에서 얻는다.

④ **전체 식품**whole food : 가공하지 않은 전체 식품을 섭취함으로써 비타민, 미네랄, 식이섬유 등 필요한 영양소를 충분히 섭취한다.

블루존 식사는 통곡물, 렌틸을 비롯한 다양한 콩류, 채소와 제철 과일, 올리브유, 견과류, 씨앗류 등을 주로 섭취한다. 가공식품이 적고 단순당과 정제 곡물이 빠져 있는 식사이므로 이러한 식사를 하면 자연스럽게 앞서 말한 3차원 절식의 생활 패턴을 실천할 수 있다. 기본적인 식단 구성이 노화 가속 페달의 양대 산맥인 인슐린과 엠토르mTOR를 최대한 자극하지 않도록 만들어져 있다는 것도 주목할 만하다. 그런데 엄격한 블루존 식사는 95~100% 식물성 식단으로, 한 달에 5회 미만의 고기 섭취를 권장하기 때문에 현대인의 일상에 모두 적용하기에는 상당한 난이도가 있다고 볼 수 있다.

MIND 식사란

블루존 식사와 비슷하지만 동물성 단백질을 상당 부분 허용한다는 측면에서 조금 더 광범위한 개념인 지중해 식사가 있다. 이 지중해 식사와 고혈압 치료식으로 알려진 DASH 식사Dietary Approaches to Stop Hypertension※가 합쳐진 개념인 MIND 식사Mediterranean-DASH Intervention for Neurodegenerative Delay는 특히 인지 기능의 저하를 예방할 수 있는 것으로 알려져 있다. 지중해 식사와 DASH 식사의 좋은 점을 취해 녹색 채소, 견과류, 통곡물 등을 골고루 섭취하기 때문에 혈당을 크게 올리지 않는 효과도 있다. 표 4의 점수표를 참고하면 식사를 어떻게 구성할지 쉽게 알 수 있다. 이 점수가 평균 10점 정도 되는 이들은 평균 5점 정도인 이들에 비해 치매 발병률이 거의 절반 정도까지 낮아진다는 연구 결과가 있다. 꼭 만점을 받는다는 생각보다는 전반적인 식습관의 경계를 이 권고사항에 맞추어 조금씩 바꾸어가는 데 의의를 두자. MIND 식사의 주요 권장 사항은 다음과 같다.

※ 미국에서 고혈압 환자를 위해 개발된 식사법. 통곡물, 가금류와 생선, 신선한 과일과 채소 등을 통해 칼륨과 칼슘 등 무기질을 충분히 섭취하고 지방과 염분 섭취를 줄여 혈압 조절을 돕는다.

표 4 **MIND 식사 점수표**

	0점	0.5점	1점
녹색 잎채소 (시금치, 케일, 상추 등 쌈채소)	일주일에 2회분 이하	일주일에 3~5회분	일주일에 6회분 이상
녹색 잎채소 외 채소 (당근, 브로콜리, 피망, 감자, 토마토, 호박, 가지 등)	일주일에 5회분 미만	일주일에 5~6회분	매일 1회분 이상
베리류 (딸기, 블루베리 등)	일주일에 1회분 미만	일주일에 1회분	일주일에 2회분 이상
견과류	한 달에 1회분 미만	한 달에 1회분~ 일주일에 4회분	일주일에 5회분 이상
올리브오일	주 요리용 기름으로 사용하지 않음		주 요리용 기름으로 사용
버터, 마가린	하루에 2큰술 초과	하루에 1~2큰술	하루에 1큰술 미만
치즈	일주일에 7회 이상	일주일에 1~6회	일주일에 1회 미만
통곡물	하루에 1회분 미만	하루에 1~2회분	매일 3회분 이상
튀기지 않은 생선류	거의 먹지 않음	한 달에 1~3끼	일주일에 1끼 이상

콩류	일주일에 1끼 미만	일주일에 1~3끼	일주일에 4끼 이상
튀기지 않은 가금류	일주일에 1끼 미만	일주일에 1끼	일주일에 2끼 이상
붉은 고기와 가공품 (돼지고기, 소고기, 양고기, 소시지, 햄, 베이컨 등)	일주일에 7회 이상	일주일에 4~6회	일주일에 4회 미만
튀긴 음식, 패스트푸드	일주일에 4회 이상	일주일에 1~3회	일주일에 1회 미만
페이스트리, 단 음식 (쿠키, 케이크, 도넛, 사탕, 아이스크림 등 디저트)	일주일에 7회 이상	일주일에 5~6회	일주일에 5회 미만
와인	하루에 2잔 이상 혹은 마시지 않음	한 달에 1잔~ 일주일에 6잔	하루에 1잔
합계			15

① **녹색 잎채소** : 일주일에 6회분 이상 섭취

② **녹색 잎채소 외 채소** : 매일 1회분 이상 섭취

③ **베리류** : 일주일에 2회분 이상 섭취

④ **견과류** : 일주일에 5회분 이상 섭취

⑤ **올리브오일** : 주 요리용 기름으로 사용

⑥ **통곡물** : 매일 3회분 이상 섭취

⑦ **생선류** : 일주일에 1끼 이상 섭취

⑧ **콩류** : 일주일에 4끼 이상 섭취

⑨ **가금류** : 일주일에 2끼 이상 섭취

MIND 식사에서는 다음과 같은 음식들을 제한하거나 피하도록 한다. 이렇게 하면 자연스럽게 단순당과 정제 곡물, 가공식품을 피하게 된다.

① **붉은 고기** : 일주일에 4회 미만 섭취

② **버터, 마가린** : 하루에 1큰술 미만 섭취

③ **치즈** : 일주일에 1회 미만 섭취

④ **튀긴 음식, 패스트푸드** : 일주일에 1회 미만 섭취

⑤ **페이스트리, 단 음식** : 일주일에 5회 미만 섭취

⑥ **술** : 와인 기준 하루 1잔 미만 섭취

한식에서의 MIND 식사

MIND 식사 역시 노화를 가속하는 인슐린이나 엠토르를 자극하지 않도록 구성되어 있다. 이와 같은 식사를 잘 실천하면 치매

발생 가능성을 1/2로 낮출 수 있고, 인지 기능의 저하 속도 역시 큰 폭으로 낮출 수 있다는 연구 결과가 많다. 이렇게 지침으로만 접하면 막연하다는 생각이 들거나 우리나라 실정에서 할 수 있는 것인지 의구심이 들 수 있다. 하지만 의외로 한식은 MIND 식사와 거리가 아주 가깝다. 다음은 MIND 식사를 따르는 한식 식단의 예시이다.

▶ 아침

- 시금치무침, 계란말이, 견과류와 건과일이 들어간 요구르트, 현미밥
- 도라지무침, 야채오믈렛, 귀리밥
- 두부조림, 견과류 그래놀라, 오이김치, 밤밥
- 오이무침, 계란프라이, 과일샐러드, 기장밥

▶ 점심

- 두부김치찌개, 콩나물무침, 깍두기, 현미밥
- 김치볶음밥, 삼색나물, 오이소박이
- 미역국, 삼겹살찜, 쌈야채, 고추장무침, 현미밥
- 비빔냉면, 도토리묵무침, 백김치, 기장밥
- 고등어조림, 도라지무침, 밤밥

▶ 저녁

- 시래기된장국, 오징어볶음, 무생채, 현미밥

- 북어국, 두부스테이크, 오이김치, 보리밥

- 콩나물국, 제육볶음, 취나물무침, 기장밥

- 된장찌개, 코다리조림, 야채쌈, 밤밥

- 호박전, 굴비구이, 부추무침, 귀리밥

사실 우리나라는 전 세계에서 장수하는 국가 중 하나다. WHO 계산 방식으로 건강수명을 계산하면 2019년 기준 데이터가 있는 나라 중 1등이 일본(74.1년), 2등이 싱가포르(73.6년), 그리고 3등이 대한민국(73.1년)이다. 그런 의미에서 한식도 충분히 장수 식단의 잠재력이 있다고 볼 수 있다. 하지만 요즘 한식은 당을 너무 많이 첨가하기도 하고, 흰쌀밥이나 밀가루면 등 정제 곡물을 주로 먹는 것에는 문제가 있다. 밥을 할 때 렌틸콩, 귀리, 기장, 현미 등 잡곡을 많이 사용하면 당지수를 낮출 수 있고, 밥을 먹는 것만으로도 상당한 식물성 단백질을 얻을 수 있다. 이렇게 밥을 MIND 식사에 가깝게 수정하면 단백질 부족을 걱정하며 고기 반찬을 과도하게 찾지 않아도 된다. 식단이라고 하면 거창하게 생각하는 경우가 많은데, 이런 식으로 간단하게 평소의 식사를 수정하는 것만으로도 충분하다.

1. MIND 식사를 하면 가속노화를 막을 수 있고, 치매 등 인지 기능의 저하 속도 역시 큰 폭으로 낮출 수 있다.

2. MIND 식사에서 권장하는 것

   ① **녹색 잎채소** : 일주일에 6회분 이상 섭취

   ② **녹색 잎채소 외 채소** : 매일 1회분 이상 섭취

   ③ **베리류** : 일주일에 2회분 이상 섭취

   ④ **견과류** : 일주일에 5회분 이상 섭취

   ⑤ **올리브오일** : 주 요리용 기름으로 사용

   ⑥ **통곡물** : 매일 3회분 이상 섭취

   ⑦ **생선류** : 일주일에 1끼 이상 섭취

   ⑧ **콩류** : 일주일에 4끼 이상 섭취

   ⑨ **가금류** : 일주일에 2끼 이상 섭취

3. MIND 식사에서 제한하는 것

   ① **붉은 고기** : 일주일에 4회 미만 섭취

   ② **버터, 마가린** : 하루에 1큰술 미만 섭취

   ③ **치즈** : 일주일에 1회 미만 섭취

   ④ **튀긴 음식, 패스트푸드** : 일주일에 1회 미만 섭취

   ⑤ **페이스트리, 단 음식** : 일주일에 5회 미만 섭취

   ⑥ **술** : 와인 기준 하루 1잔 미만 섭취

단백질 섭취의 함정

• 단백질 제품에 집착하지 마라 •

요즈음은 바야흐로 단백질 전성시대라 해도 과언이 아니다. 거의 모든 식품, 유업, 제약, 건강기능식품 업계에서 상상할 수 있는 모든 제형을 망라해 단백질 관련 제품을 판매하고 있으니 말이다. 과거 운동선수 등 일부 사람들에게만 친숙하게 여겨지던 단백질 보충 제품이 이렇게 대중적으로 주목받는 것을 보며 적어도 근감소증 예방이라는 주제 안에서는 다행이라는 생각이 든다. 하지만 '고단백'이라는 단어만 들어가면 건강에 유익한 것으로 홍보될 때나 전 연령의 인구가 단백질을 좇는 것을 보면서 한편으로는 우려스러운 마음이 들기도 한다.

우선 근육과 단백질에 대한 관심이 어디에서부터 시작되었는지 살펴보자. 사람의 근육량과 근력, 신체 기능은 30대 초반부터 감소하기 시작하며, 감소의 정도가 어느 선을 넘으면 일상생활을 수행하기 어려워져 누군가의 도움이 필요해진다. 신체 기능의 감소로 활동량이 줄면 기분과 인지능력에도 악영향을 주고 쇠약의 악순환이 진행되며, 낙상이 발생하여 골절을 겪기도 한다. 또한 근육량이 줄어들면 우리 몸의 대사적 탄력성에 영향을 줘 당뇨병, 고지혈증과 같은 만성질환의 조절이 더 어렵게 된다. 신체 활동과 음식 섭취량이 줄고, 변비나 위 식도 역류 등 소화기계 질환에도 취약해진다. 이렇게 근육량과 근력, 신체 기능이 건강을 위협할 만큼 줄어드는 현상을 근감소증sarcopenia이라고 하며, 우리나라에서도 2021년부터 질병으로 간주하고 있다.

단백질 섭취와
근육량의 진실

그렇다면 근감소증을 예방하거나 치료하는데 왜 단백질이 각광받게 된 것일까? 이를 이해하려면 노화와 연관되어 근감소증이 왜 발생하는지 살펴보아야 한다. 직접적으로는 노화와 질병에 따라 발생하는데, 앞서 설명했던 동화 저항 현상이 그 배경에 있다. 숫자 나이로 60대 정도가 되면 노화에 따른 여러 가지 호르몬 변화가 어느 정도 자리 잡기 시작한다. 그뿐만 아니라 당뇨병을 앓지 않더라도 다소간의 인슐린 저항성이 동반되며, 근육 세포 내의 근육단백질 생성 기구의 효율성도 떨어진다. 이런 다층적인 생물학적 변화 때문에 노년기에는 일정량의 단백질을 섭취하면서 근력 운동을 해도 젊은 성인에 비해 생성되는 근육의 양이 적다. 그런데 연구를 통해 고단백 섭취가 동화 저항 현상을 어느 정도 개선할 수 있음을 알게 되었고, 이때부터 근감소증 예방과 치료에 단백질 섭취가 중요한 한 축으로 자리 잡았다.

여러 나라에서 수행된 각종 연구를 통해서 특히 노년기에는 대략 체중 1kg당 하루 1.2~1.5g의 단백질 섭취가 근손실 악화를 예방할 수 있다는 권고가 만들어졌다. 문제는 이런 데이터가 단기간의 실험적 연구를 통해서 만들어졌다는 데 있다. 고단백 식이가 근육량을 효과적으로 증가시킨다는 근거는 아직까지 젊은 운동선수와 노인 모두에서 불충분하다. 그럼에도, 이 기준을 적용하면 우리나라 노년기 인구의 2/3 정도가 단백질 결핍 상태다. 사실 쌀밥과 밑반찬, 국물 위주인 한식 식단으로 식사하면서 식사량까지 줄면 단백질 결핍에 빠지기 더욱 쉽다.

정리하자면, 단백질 섭취량이 적으면서 동화 저항이 생겨 있을 가능성이 높은 60대 이상에서는 고단백 식사를 하는 것이 근감소증 예방에 도움이 될 수 있지만, 동화 저항이나 단백질 결핍이 없는 그 외의 인구, 즉 대부분의 젊은 성인에게는 고단백 섭취가 열량 섭취만 더 늘리는 것에 불과한 행동일 수 있다.

어떤 단백질을
선택해야 할까?

하루 식사만으로 권장 단백질 섭취량에 도달하기 어려운 노년
층은 단백질 보충제를 먹는 것이 방법이 될 수 있다. 앞서 이야기
한 이론적 배경을 바탕으로 60대 이상에서 단백질 보충제를 선택
한다면 총 단백 양과 류신의 함량, 그리고 만성질환에 오히려 악
영향을 줄 수 있는 단순당의 함량 등을 특히 유의해 살펴봐야 한
다. 대부분은 이런 특성을 고려해 설계되지만, 일부 '고단백'으로
홍보하는 식품 중에는 일일 섭취 권장량으로 환산했을 때 오히려
단순당을 주로 섭취하는 꼴인 제품도 있기에 주의가 필요하다. 단
백질뿐 아니라 전체적인 열량 섭취마저 아주 부족한 노년기에는
단순당을 포함한 탄수화물이 함께 보충되면 유익할 수 있지만, 그
외에 이미 체질량 지수가 높거나 대사증후군에 부합하는 문제를
앓고 있는 중장년층 성인에게는 오히려 해로울 수 있다.

그렇다면 단백질은 얼마나 먹어야 할까? 앞서 이야기한 것처
럼 아직 여기에 정답은 없지만, 밥 위주의 한식을 먹는다는 전제
하에 필수 아미노산을 중심으로 하루 20g 정도의 단백질을 보충

식품명	단백질 함량(g)	식품명	단백질 함량(g)
닭가슴살 (삶은 것)	28.1	소고기 안심 (구운 것)	26.5
달걀 (삶은 것)	13.5	돼지고기 목심 (구운 것)	24.1
달걀 (프라이)	15.1	돼지고기 안심 (삶은 것)	32.3
두부	9.6	고등어 (구운 것)	25.2
아몬드	23.5	연어 (구운 것)	29.3

표 5 **주요 식품의 100g당 단백질 함량**(참고로 달걀 1개에는 평균 6~8g의 단백질이 있다.)

하면 대략 하루 1.2g/kg의 단백질 섭취 목표는 달성할 수 있다.

동물성 단백질과 식물성 단백질의 선택도 고민이 되는 부분이다. 단백질 총량으로 같은 양을 섭취했을 때 필수 아미노산의 구성 성분을 바탕으로 근육 생성의 효율성을 비교해 보면 대략 동물성 단백질인 유청 단백질과 카세인 단백질이 각각 1.3과 1.0, 분리대두단백과 같은 식물성 단백질은 0.7 정도가 된다. 식물성 단백질은 양을 조금 더 먹어야 동물성 단백질과 비슷한 효과를 볼 수 있는 셈이다. 이 점을 바탕으로 60대 이상의 노년기 근감소증 예방을 위한 단백질 보충 제품을 선택한다면 대략 다음과 같은 기준에 따른다.

① 불필요한 단순당 등 첨가물이 적은 것

② 동화 저항 개선에 가장 중요한 성분인 류신leucine의 함량이 가급적 높은 것

③ 같은 가격이면 유청 단백질이 많이 들어있는 것

몸에 좋은 제품을 만들면 가격이 높고 맛이 없다는 문제도 있어서, 시중의 제품은 대부분 이런 요소를 어느 정도 절충한 형태이다. 그러나 노년기 근감소증을 예방하는 목적이 아닌 사람은 엠토르를 활성화하는 류신을 웬만하면 적게 먹어야 한다. 젊은 사람이나 노화 속도를 늦춰야 하는 경우, 비만한 경우는 단백질 보충 제품을 고를 때 류신 강화 제품이나 류신 함량이 높은 동물성 단백질보다는 비교적 류신 함량이 낮은 식물성 단백질이 나을 수 있다는 말이다.

운동에 의한 동화 저항 개선 효과를 높이고 결과적으로 근육 생성을 최대한으로 늘리는 목적으로 단백질 보충제를 먹는다면, 가급적 운동 전후 1시간 이내에 복용하는 것이 도움이 될 수 있다. 하지만 근손실 감소에 조금 더 초점을 맞춘다면 전체적인 에너지 섭취와 단백질 섭취량이 적은 공복에 복용하는 것이 도움이 된다. 다만, 복용 시간에 대한 연구는 노년기 근감소증에서는 아직 제대로 수행된 바가 없고, 주로 젊은 성인의 스포츠 영역에서의 데이터를 가져온 것이라는 점은 고려해야 한다.

1. 사람의 근육량과 근력, 신체 기능이 건강을 위협할 만큼 줄어드는 현상을 근감소증이라고 하며, 우리나라에서도 2021년부터 질병으로 간주하고 있다.

2. 단백질 섭취량이 적으면서 동화 저항이 생겨 있을 가능성이 높은 60대 이상에서는 고단백 식사를 하는 것이 근감소증 예방에 도움이 될 수 있지만, 대부분의 젊고 건강한 성인에게는 고단백 섭취가 열량 섭취만 더 늘리는 것에 불과한 행동일 수 있다.

3. 노년기에는 대략 체중 1kg당 하루 1.2~1.5g의 단백질 섭취가 근손실 악화를 예방할 수 있다. 하지만 고단백 식이가 근육량을 효과적으로 증가시킨다는 근거는 아직까지 불충분한 상태이다.

4. 하루 식사만으로 권장 단백질 섭취량에 도달하기 어려운 노년층은 단백질 보충제를 먹는 것이 방법이 될 수 있다. 단백질 보충제는 불필요한 단순당 등 첨가물이 적은 것, 동화 저항 개선에 가장 중요한 성분인 류신의 함량이 가급적 높은 것, 같은 가격이면 유청 단백질이 많이 들어있는 것을 고른다.

영양제, 먹을까 말까?

• 영양제로 결핍을 채우려 하지 마라 •

✎ 66세 여성 최금희 씨는 영양제에 대한 점검과 추천을 받기 위해 노년내과 진료실을 찾았다. 최금희 씨는 10종 이상의 비타민과 건강기능식품을 먹고 있었다. 비타민 C와 E 같은 항산화제부터 심장 건강에 좋다고 알려진 오메가-3 캡슐, 관절 건강을 위한 글루코사민, 그리고 피부 건강에 도움이 된다고 알려진 콜라겐까지, 아침에 먹는 영양제만 한 주먹이었다. 최금희 씨는 이런 제품이 건강을 증진시키고 노화를 지연시킬 수 있다고 믿었다.

최금희 씨에게 이렇게 여러 가지 보충제를 먹는 이유를 물었다. 그는 평소 여러 일로 매우 바빴고, 가족 문제로 스트레스를 많이 받는다고 했다. 잠을 깊게 못 자고 피로감을 많이 느끼며, 운동은 거의 못 한다고 했다. 이러한 삶의 피로와 고충을 영양제가 해소해 줄 것이라는 기대와 믿음이 있었다. 건강검진 결과를 확인한 후 체질량 지수가 다소 높은 편인 최금희 씨가 꼭 먹어야 할 영양제는 없다고 설명하니 매우 놀라는 모습을 보였다.

사실 영양제를 통해 섭취할 수 있는 여러 가지 영양소가 아주 크게 부족하다면 몸에 어떤 문제가 생기는 것은 맞다. 비타민 D가 심하게 결핍되면 뼈와 근육 건강이 유지되기 어렵고, 엽산이나 비타민 B12가 부족하면 말초신경병증이 생겨 감각 기능이 떨어질 수 있으며 골수 기능에 영향을 주어 빈혈이 생기기도 한다. 또 철분이 심하게 부족하면 철 결핍 빈혈이 생긴다. 하지만 대부분의 현대인은 이런 미량 영양소가 병적으로 부족하지 않다. 여러 연구에서 현대인에게 비타민 D를 제외한 대부분의 영양소는 정상 범위의 상한에 가까운 혈중 농도를 보인다는 것이 밝혀졌다.

진짜 부족한 것은
따로 있다

비타민 D는 뼈와 근육 건강을 유지하는 데 필수적인 영양소로, 피부에서 햇빛의 자외선에 의해 활성 성분이 합성된다. 연구자들

느리게 나이 드는 습관

은 대규모 인구 집단을 관찰했을 때 혈액 속 비타민 D 농도가 낮으면 신체 기능과 근육량, 뼈 밀도가 낮을 뿐 아니라 미래에 골절이나 사망 가능성이 커진다는 것을 꾸준히 보여왔다. 이 결과를 토대로 비타민 D를 통해 건강상의 이점을 얻기 위한 연구들이 진행되었고, 권위자들에 의해 비타민 D 보충 요법의 잠재적 효과를 확인하기 위한 임상 연구가 시행되기도 했다. 하지만 보충제로 투여된 비타민 D는 유의미한 건강 효과를 보이지 못했다. 2022년 국제 학술지 '뉴잉글랜드저널오브메디슨NEJM'에 보고됐던 바이털VITAL 연구에 따르면, 25,871명의 중년 미국인을 대상으로 약 5년간 비타민 D를 매일 2000단위 보급했을 때 위약(가짜 약)을 투여받은 군과 비교해도 골절 발생에 있어 통계적으로 유의미한 차이를 보이지 않았다. 관찰 연구와 기전 연구에서 강력한 증거를 보이는 물질을 보급했음에도 유익한 효과가 확인되지 않은 것이다. 질병을 진단하고 그에 해당하는 약을 처방하는 현대 의학적 사고방식에서는 신기한 현상이다.

이는 낙상, 골절과 근감소 등이 관찰되는 노년기 인구에서 비타민 D의 부족은 상당히 복합적인 의미가 있기 때문일 것이다. 우선 혈중 비타민 D 부족은 양질의 영양소를 충분히 섭취하지 못하는 것을 방증한다. 비타민 D는 고기, 등푸른생선, 달걀, 유제품 등 양질의 단백질을 얻을 수 있는 식품에 많이 들어있다. 하지만 씹는 능력과 소화 능력이 떨어지는 어르신은 이런 음식을 충분히 섭취하기 어렵다. 씹는 능력은 전신의 근력, 즉 전반적인 노쇠 정도와도 밀접한 연관이 있고, 노쇠한 어르신은 오히려 젊은 성인에 비해 더 많은 양의 단백질 섭취가 근육 건강 유지에 필요하다. 그런데도 섭취량은 더욱 떨어지니, 몸의 쇠약 속도는 더 가팔라지는 것이다. 두 번째로 혈중 비타민 D 부족은 외부에서의 신체 활동 부족을 의미하기도 한다. 노인의학 연구에서 외부 신체 활동의 감소는 우울감과 인지 기능 악화, 신체 기능 저하를 불러일으킬 수 있는 강력한 위험 인자이다. 이렇게 생겨난 우울감과 인지 기능 악화, 신체 기능 저하는 활동 저하를 더욱 악화시키고, 그 결과 근육 건강 상태가 나빠지면서 씹는 힘이나 소화력은 더욱 저하된다. 결국 관찰 연구에서 보이는 비타민 D 결핍은 단순한 영양소 부족을 넘어 전반적인 영양 상태와 소화 능력, 근육 건강 정도를 아우르는 노쇠의 악순환이 발생하기 시작했음을 시사하는 것이다. 이처럼 겉으로 드러나는 '비타민 D 혈중 농도'라는 한 가지 수치의 이면에는 어르신을 쇠약하게 만드는 복잡한 원인이 중첩되어 있다. 약으로 비타민 D 수치를 올리더라도 그 원인이 고쳐질 리는 없다. 비타민 D 부족으로 인해 골연화증이나 구루병을 앓고 있는 소아나 젊은 성인에게 비타민 D를 보충하면 경과가 개선되는 것과는 상당히 다른 일이다.

이렇게 특정 영양소가 다소 부족한 경우에도 영양제가 큰 역할을 하지 못하는 것을 보면, 웬만한 이들은 영양제를 열심히 찾아 먹어도 그다지 도움을 얻지 못한다는 것을 유추할 수 있다. 비타민 등 미량 영양소 전문가인 도널드 맥코믹Donald B McCormick 교수는 병적인 증거가 없는 경우 식사를 통해 미량 영양소를 충분히 보충할 수 있으며, 영양 보충제 사용은 전문가와 상담한 후 결정하라고 이야기한다. 임상적으로 미량 영양소 보충이 의미가 있는 경우는 골감소증이나 골다공증, 근감소증이 있는 경우 비타민 D와 칼슘을 사용하는 것, 임신 시 철분과 엽산 사용, 철 결핍 빈혈에서의 철분제 치료, 위 절제나 채식 등에 따른 비타민 B12 결핍의 보충 등 결핍증이나 결핍의 위험이 있을 때 정도다.

한 가지 더 짚고 넘어가자면, 현대인은 잠이나 운동, 머리 비우기의 '결핍'에 따른 피로감, 한마디로 왜곡된 생활에 따른 불편감을 그와는 상관이 없는 영양제로 해소하려는 경우가 많다. 하지만 그 영양제로 몸에 들어오는 영양 성분은 이미 충분한 경우가 많아서, 영양제 보충이 피로감 회복에 도움이 될 가능성이 작다. 만일 통상의 영양제로 피로감이 개선된다면 현실적으로는 플라세보placebo 효과일 가능성이 높다.

내가 먹는 영양제는
과연?

개별 영양제들은 어떤 의미를 가질까? 진료실에서 가장 많은 질문을 받는 영양제 몇 가지를 뽑았다. 과연 어떤 효과가 있는지 살펴보자.

▶ 항산화제

항산화제가 활성산소를 제거해 줄 수 있기 때문에 노화를 예방한다고 생각하는 사람이 많다. 60, 70년대의 활성산소 연구에서는 아주 고농도의 활성산소가 세포의 생존에 문제가 되고, 노화를 가속한다는 결과를 보였다. 하지만 2000년대 이후 알게 된 사실은 적당한 활성산소의 장점이다. 적당한 활성산소는 세포의 손상된 구성 요소를 제거하고 재활용하는 과정인 미토파지(고장 난 미토콘드리아를 태우는 과정)와 오토파지(세포 내에 고장 난 단백질을 태우는 과정)를 촉진할 수 있다. 하지만 현대인들은 오히려 운동이 부족한 경우가 많고, 건강한 활성산소를 만날 기회조차 적다. 우리 몸에 좋은 활성산소의 양조차 충족시키지 못하는 상황에서 항산화제를 과도하게 섭취하면 개념적으로는 오히려 필요한 활성산소까지 제거해 건강에 불리한 영향을 미칠 수도 있다. 즉, 운동 부족으로 인해 건강한 활성산소마저 부족한 상황에서 항산화제를 과용하는 것은 논리적으로 맞지 않는다.

▶ 오메가-3 지방산

일부 연구에서는 오메가-3 지방산 섭취가 심장 질환의 위험을 줄이는 데 도움이 될 수 있다고 제시했지만, 모든 연구에서 일관적으로 이런 결과가 나타나지는 않는다. 다른 연구에서는 오메가-3 지방산의 섭취가 특정 질환의 위험을 줄이거나 증상을 완화하는 데 도움이 되지 않는 것으로 드러났다. 지금까지 나온 연구 결과들을 종합하면 일반인에게 영양제의 형태로 오메가-3 지방산을 보충하는 것이 만성질환의 예방에 실질적이며 유의미한 도움이 될 가능성이 낮다.

▶ 글루코사민/콘드로이친

연골의 건강을 유지하고 관절 통증을 완화하는 데 도움이 된다고 알려져 있다. 하지만 여러 연구 결과를 살펴보면 실제로는 큰 효과가 없거나 미미한 효과만을 가지는 것으로 나타났다. 반면 규칙적인 스트레칭과 근력 운동은 관절 건강에 도움이 되는 것으로 아주 확실히 입증되어 있다. 스트레칭은 근육과 인대의 유연성을 향상하고, 근력 운동은 근육을 강화해 관절을 보호한다. 이 두 가지는 상호 보완적으로 작용하여 연골의 부담을 줄이고 통증을 완화하며, 관절의 움직임을 개선하는 데 도움이 된다. 따라서 보조제에 의존하기보다는 규칙적인 운동을 통해 자연스럽게 관절 건강을 유지하는 것이 더 효과적이다.

▶ 콜라겐

콜라겐 보충제는 피부 주름 감소, 피부 탄력 증가, 관절 건강 개선 등의 이유로 많이 섭취되고 있다. 콜라겐은 우리 몸의 주요 단백질 중 하나로 피부, 뼈, 근육, 인대 등에 존재하며, 이들 구조물의 강도와 탄력을 제공한다. 그러나 콜라겐을 섭취하더라도 그것이 직접적으로 우리의 피부나 뼈에 도달한다는 보장은 없다. 콜라겐 보충제를 먹으면 위장에서 아미노산으로 분해된다. 아미노산은 우리 몸의 기본적인 구성 성분이며, 필요에 따라 다양한 목적으로 재사용된다. 분해된 콜라겐이 다시 피부의 콜라겐으로 합성된다는 보장은 없는 것이다. 콜라겐 보충제를 섭취하는 것이 피부 주름을 줄이거나 피부 탄력을 높이는 데 직접적으로 도움이 되는지에 대한 명확한 과학적 증거는 부족하다. 콜라겐보다는 균형 잡힌 식사와 충분한 수분 섭취, 피부를 보호하기 위한 적절한 습관 등이 피부 건강에 더 큰 도움이 될 수 있다.

여러 가지 잠재적 효과를 내세우는 수많은 식품들이 판매된다. 하지만 제도적인 분류상 식품으로 판매되는 제품은 전반적으로 특정한 의학적 효과를 주장할 수 없다. 정말 효과가 있는 무언가라면 이미 약으로 분류되어 있을 가능성이 높다는 말이다. 이는 식품과 의약품의 규정 차이 때문이다. 의약품은 특정 질병의 치료나 예방을 위해 개발되며, 엄격한 임상 시험을 통해 그 효과와 안전성을 입증해야 한다. 반면 식품은 영양 공급과 맛을 제공하는 목적으로 섭취되며, 특정 질병의 치료나 예방을 주장하면 안된다. 식이보충제는 이러한 식품의 범주에 속하므로 명확한 의학적 효과를 주장할 수 없다. 또한 영양제는 '보충제'로서의 역할을 할 뿐 균형 있는 식사와 건강한 생활 습관을 대체할 수 없다. 이런 점에서 식이보충제만을 의존하여 건강을 유지하거나 수명을 연장하려는 시도는 바람직하지 않다고 할 수 있다.

진정한 건강 개선과 노화 지연을 추구한다면, 영양제에 의존하기보다는 균형 잡힌 식사, 적절한 운동, 충분한 수면, 스트레스 관리 등 건강한 생활 습관을 유지하는 것이 중요하다. 대부분의 미량 영양소는 이미 우리 몸속에 충분하다. 사실 많은 사람이 이 사실을 알고 있음에도 영양제를 통해 왜곡된 생활 패턴의 면죄부를 받고자 한다. 건강에 있어서 이러한 면죄부는 작동하지 않는다. 영양제가 아닌 실제로 결핍된 잠, 운동, 머리 비우기를 실천할 때 진정한 건강 개선과 노화 지연의 효과를 얻을 수 있다.

1. 미량 영양소가 크게 부족하다면 몸에 문제가 생긴다. 하지만 대부분의 현대인은 이런 미량 영양소가 병적으로 부족하지 않다. 여러 연구에서 현대인에게 비타민 D를 제외한 대부분의 영양소는 정상 범위의 상한에 가까운 혈중 농도를 보인다는 것이 밝혀졌다.

2. 미량 영양소 보충이 의미가 있는 경우는 골감소증이나 골다공증, 근감소증이 있는 경우 비타민 D와 칼슘을 사용하는 것, 임신 시 철분과 엽산 사용, 철 결핍 빈혈에서의 철분제 치료, 위 절제나 채식 등에 따른 비타민 B12 결핍의 보충 등 결핍증이나 결핍의 위험이 있을 때이다.

3. 현대인은 잠이나 운동, 머리 비우기의 결핍을 그와는 상관이 없는 영양제로 해소하려는 경우가 많다. 영양제보다는 균형 잡힌 식사, 적절한 운동, 충분한 수면, 스트레스 관리 등 건강한 생활 습관을 유지할 때 진정한 건강 개선과 노화 지연의 효과를 얻을 수 있다.

독이 되는 약 vs 약이 되는 약

• 복용 중인 약을 목록으로 정리하라 •

사람은 노화에 따라 자연스럽게 몸의 고장 정도가 늘고, 이는 곧 고혈압, 당뇨병, 고지혈증, 관절염 같은 만성질환으로 이어진다. 이에 따라 평소 복용하는 약의 개수도 늘기 마련이다. 2017년도 노인실태조사에 따르면 전체 노인의 처방 약 개수는 평균 3.9개였다. 5종 이상의 처방약을 복용하는 경우 노년기 다제약물polypharmacy로 정의하는데, 같은 조사에서 37%가 이 기준에 해당되었다.

여러 가지 약을 먹는 것은 그 자체로 위험성이 있다. 건강보험 일산병원 연구소에서 발표한 '다제약물 복용자의 약물 처방 현황과 기저질환 및 예후에 관한 연구' 결과를 보면 11종 이상의 약을 먹는 경우 2종 이하의 약을 먹는 사람보다 입원이나 사망을 경험할 가능성이 약 1.5배 높았다. 물론 만성질환에 사용하는 대부분의 약은 아주 안전하며, 의사들도 연령과 질병 특성을 최대한 고려해 처방하기 때문에 지침대로 복용한다면 개수가 많아도 문제를 일으키는 경우가 드물다. 대략 임상 노쇠 척도 4점(51쪽 참고)까지는 웬만해서 별문제가 생기지 않는다.

독이 되는 약

노년기에는 약이 병을 만드는 경우도 있다. 앞서 살펴보았던, 전형적인 노인 증후군과 처방연쇄를 경험한 김복순 씨의 사례가 대표적이다. 젊고 지병이 적은 이들에서는 별다른 문제를 일으키지 않지만, 병이 많고 노쇠한 어르신에게 흔히 문제를 일으키는 약을 '잠재적 노인부적절약제potentially inappropriate medications for older adults'라고 하는데, 이러한 약제를 사용해 병을 얻었던 실제 사례를 만나보자.

✎ 85세의 김기수 씨는 2년 전부터 불면이 있었다. 몇몇 약을 처방 받았지만 큰 효과가 없었고 6개월 전부터 졸피뎀이라는 성분의 약을 먹기 시작했다. 처음에는 효과가 있는 듯했지만, 3개월 정도 지나자

느리게 나이 드는 습관

다시 잠을 자기 힘들어졌다. 이때쯤 가족들은 이상한 점을 발견했다. 낮에 자꾸 횡설수설하는 모습을 보이며 며느리를 의심하기 시작했는데, 며느리가 본인에게 욕설을 한다고 했다. 치매가 의심되어 다른 의원을 찾았고, 몇 가지 검사를 받은 후 치매약과 항우울제, 그리고 다른 몇몇 '정신과 약'을 처방받았다. 하지만 이후 수면 패턴도 나빠지고 식사도 잘 못 하는 등 빠르게 쇠약해졌다.

처방력을 시간 순서대로 확인했을 때 가장 눈에 띈 약이 졸피뎀이었다. 이 약은 어르신의 인지 기능을 떨어뜨리고 섬망을 일으킬 수도 있어 가급적 사용하지 않게 되어있는 대표적인 '잠재적 노인부적절약제'이다. 김기수 씨의 경우 졸피뎀을 중단하도록 탈처방하고, 안전하게 수면을 도울 수 있는 다른 약을 처방했다. 동시에 식사와 신체 활동을 개선할 수 있도록 상담과 교육을 시행했다. 2~3주 간격으로 진료를 이어가면서 조금씩 약을 줄여나가자 점차 수면, 기분, 판단력, 인지 기능이 회복되었고, 3개월 뒤에는 치매약을 비롯한 대부분의 정신과 약을 끊을 수 있었다.

병원에서 다제약물 관리를 하다 보면 5~6개의 병원에서 처방받은 30~40종의 약제를 복용하는 어르신도 흔히 뵙는다. 그럴 땐 도저히 어디서부터 손을 대야 할지 막막하다. 소위 '닥터 쇼핑'을 하면서 점점 약이 쌓이고, 무수한 처방연쇄가 생겨나 결국 심한 어지럼증이나 식욕 저하, 오심, 변비, 인지 기능 저하, 노쇠 등 노인 증후군을 겪게 되는 경우가 많다. 왜 이렇게까지 여러 가지 약을 먹어 오히려 병을 얻게 되는 걸까? 우선 우리나라 사람들은 일단 아프면 약을 먹어서 해결하려는 심리가 있다. 의사 입장에서는 짧은 진료 시간 동안 휴식, 운동, 영양 등 비약물적 치료를 시도하기가 어렵다. 또한 주치의가 없고 전문 진료과 위주로 진료 체계가 이루어져 있기 때문에 약을 먹어도 낫지 않거나 다른 곳의 문제가 생기면 또 다른 진료과를 찾는다. 그렇게 간 새로운 병원에서 환자가 먼저 기존에 먹는 약이나 앓았던 질병에 대해 자세히 이야기하지 않는 한(바쁜 진료 시간 속에서 이런 이야기들을 끝까지 하기 어려운 경우가 많다) 의사가 알아서 파악할 방법이 없다.

자신의 주치의가 되라

주치의가 있어서 개인의 병력과 약력을 종합적으로 모니터링해줄 수 있으면 처방연쇄나 노인부적절약제에 의한 부작용을 경험할 가능성이 낮지만, 우리나라의 의료 환경에서는 쉬운 일이 아니다. 다소 번거롭더라도 내 병과 약의 목록은 내가 관리하는 수밖에 없다. 스스로가 최소한의 주치의 역할을 해야 한다.

첫째, 내가 먹는 약의 목록을 정리해서 가지고 있는다. 특히 새

1. ABC의원(21.07.22)

상품명/성분명	1회 복용량	복용 시점/횟수	총 처방일
암로디핀	5mg	아침 식후	60일
메트포민	500mg	아침·저녁 식후	60일

2. BCD의원(21.09.03)

상품명/성분명	1회 복용량	복용 시점/횟수	총 처방일
나프록센	500mg	아침·저녁 식후	14일
파모티딘	20mg	아침·저녁 식후	14일

그림 13 **복용 약물 정리 예시** 이런 형태로 복용 중인 약의 목록으로 정리해서 가지고 있으면 유용하다.

로운 의사를 만날 때는 나의 병력과 약력을 의사가 참고할 수 있도록 한다. 그림 13처럼 현재 복용하는 약을 처방 날짜순으로 병원 이름, 처방 날짜, 약의 이름, 1회 복용량, 복용 횟수, 총 처방일 등을 적어 정리한다. 처방전이나 약 봉투, 복약지도서를 함께 첨부하면 더욱 좋다. 아래에는 때때로 먹는 약, 비처방 약물, 건강기능식품, 비타민 등도 함께 적는다.

둘째, 약으로 새로운 증상을 다스리려는 생각을 우선적으로 하기보다는 생활 습관 개선 등 비약물적 치료를 먼저 고려할 수도 있음을 알고, 진료받을 때도 이러한 점을 고려해 의료진과 상의한다. 단, 비약물적 치료 방법이 존재하고 증상을 완화하는 약제의 효과가 높지 않은 경우에 한한다. 고혈압이나 고지혈증, 당뇨병 등 만성질환은 약을 함부로 끊고 생활 습관 교정에만 의지해서는 안 된다.

셋째, 여러 가지 약제를 복용하는 중 인지 기능, 신체 기능이 떨어지거나 새로운 불편함이 생기는 경우 그 원인이 내가 먹던 약은 아닌지 생각해 볼 필요가 있다. 이런 문제는 특히 잠재적 노인부적절약제를 여러 가지 복용 중인 경우 높은 확률로 나타난다.

넷째, 약을 받을 때는 복약 지도를 꼼꼼히 받고, 궁금한 점은 충분히 문의한다.

다섯째, 처방연쇄나 잠재적 노인부적절약제에 의한 부작용이 의심되는 상황이라면 국민건강보험공단에서 진행하는 '다제약물 관리사업'에 참여해 보는 것도 방법이다.

마지막으로, 이 모든 문제는 노쇠하지 않은 몸을 만들면 예방할 수가 있다. 내재역량을 잘 지키면, 만성질환을 경험할 가능성이 줄어들 뿐만 아니라 우리 몸의 회복 탄력성이 좋아져서 급성·만성질환에 대한 치료 역시 잘 견딜 수 있다. 잠재적 노인부적절약제에 노출되더라도 나의 내재역량이 건강하면 부작용이 잘 발생하지 않는다.

인구 고령화와 함께 만성질환의 개수와 복용하는 약물의 종류가 증가하는 추세다. 이런 상황에서 다제약물 복용은 불가피하지만, 특히 노년기에는 노인부적절약제의 복용으로 인해 복합적인 문제가 발생할 수 있다. 약은 병을 치료할 수도, 병을 만들 수도 있다는 것을 명심하고 슬기로운 의료 이용을 통해 나의 질병을 치료하는 안전한 도구로 활용하길 바란다.

NOTE

1. 5종 이상의 처방약을 복용하는 경우 '다제약물'이라고 정의한다. 11종 이상의 약을 먹는 경우 2종 이하의 약을 먹는 사람보다 입원이나 사망을 경험할 가능성이 약 1.5배 높다.

2. 젊고 지병이 적은 이들에서는 별다른 문제를 일으키지 않지만, 병이 많고 노쇠한 어르신에게 문제를 일으키는 약을 '잠재적 노인부적절약제'라고 한다.

3. 처방연쇄나 노인부적절약제에 의한 부작용을 겪지 않으려면 약의 이름과 복용량, 복용 횟수 등을 목록으로 적어두고 새로운 병원에 갈 때 의료진에게 보여주면 도움이 된다. 또한 약을 받을 때는 복약 지도를 꼼꼼히 듣고, 내가 먹는 약이 부작용을 일으킬 수 있음을 인지한다.

습관처럼 마시는 커피, 괜찮을까?

커피와 건강의 상관관계에 대해서는 많은 연구가 이루어져 왔다. 커피의 주요한 유효 성분인 카페인은 일시적으로 활력을 향상할 수 있지만 잠을 이루기 어렵게 만드는 단점이 있다. 커피에 들어있는 여러 항산화 물질은 잠재적으로 건강에 이로울 수 있다는 것이 연구를 통해 밝혀지기도 했다. 영국의 성인 약 50만 명을 12년간 추적한 연구에 따르면 하루 네 잔까지의 커피 섭취는 전체 사망, 심혈관계 질환 연관 사망, 호흡기계 질환 연관 사망을 감소시키는 데 도움이 되는 것으로 나타났다. 이 밖에도 커피나 차 섭취는 알츠하이머병이나 파킨슨병에 걸릴 위험성을 감소시킨다거나, 2형 당뇨병에 걸릴 가능성이 낮아지는 등의 건강과 관련한 잠재적 효과를 보이기도 했다.

그럼에도 불구하고 커피에 독성 곰팡이가 들어있다거나, 가공하는 과정에서 발암 물질이 형성되므로 절대 먹어서는 안 된다거나, 아주 비싼 특정 커피만이 좋다는 이야기들이 떠돈다. 이는 대규모 임상 연구 결과를 올바르게 해석하지 못하거나 극미량 형성되는 물질의 효과를 침소봉대하는 것과 관련이 있다. 정확한 비교는 어렵지만, 커피의 가공 과정에서 형성되는 발암 물질의 위험성을 우려해 커피를 마시지 못할 정도라면 쇠고기를 구워 먹는 일은 절대로 해서는 안 될 것이며, 여행을 가기 위해 비행기를 타는 일도 없어야 한다.

하지만 커피가 수면의 질을 떨어뜨릴 수 있다는 점은 중요한 문제다. 사람마다 카페인에 반응하는 정도에 차이가 있고 카페인 대사 능력도 다르다. 통상적으로 성인이 카페인을 섭취했을 때 혈중 농도가 절반으로 떨어지는 시간(반감기)은 3~7시간으로 알려져 있지만, 10시간 이상까지 길어져 있는 사람도 있으며 미량의 카페인으로도 숙면을 취하기 어려운 사람도 있다. 여기에 임신한 여성이나 간 기능이 약한 사람은 카페인의 반감기가 더 길어진다. 반대로 흡연자들은 카페인을 더 빨리 대사시킬 수 있다. 본인의 카페인 취약성을 인지하고 가급적 오후에는 커피 섭취를 자제하는 것이 좋다.

결론적으로 수면에 지장이 없는 선에서, 하루 네 잔 정도까지의 커피 섭취는 건강에 이로울 가능성이 높다. 참, 이 모든 이야기는 블랙커피에 해당한다.

PART 3

제대로 움직이기

남은 50년을 위해 '근육 테크'를 시작하라

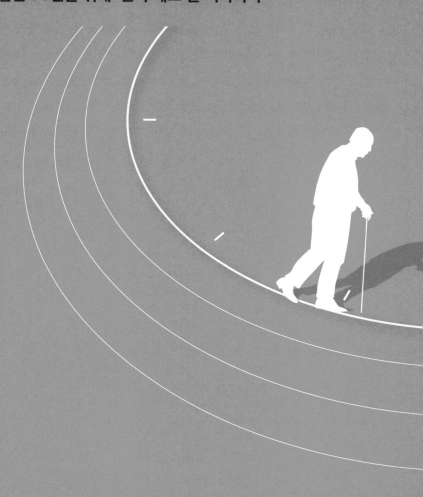

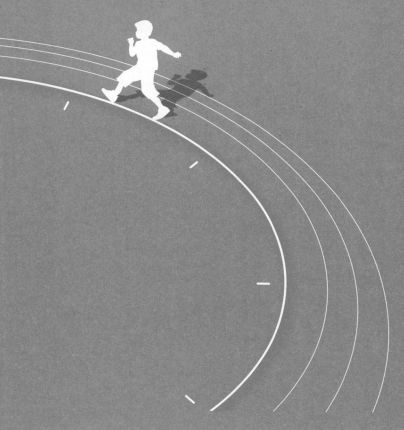

사람의 근력은 30세 중반부터 매년 약 1%씩 감소한다. 그러나 만약 침상에 누워있는 상황이라고 가정하면 하루에 1% 속도로 근력이 감소한다. 무려 하루에 1년치를 잃어버리는 것과 같다. 근력이 약해지면 병뚜껑을 여는 것, 무거운 물건을 드는 것부터 계단을 오르는 것과 같은 일상적인 동작이 힘들어진다. 근감소증, 골다공증, 당뇨병과 같은 만성질환을 앓게 될 가능성이 증가하고, 배뇨와 배변, 소화 기능에도 영향을 주며, 우울증이 악화되고 인지 기능이 저하되는 등 마음에까지 영향을 미친다. 노년기 삶의 질을 위해 근력을 강화하고 몸을 움직이는 일은 선택이 아닌 필수다.

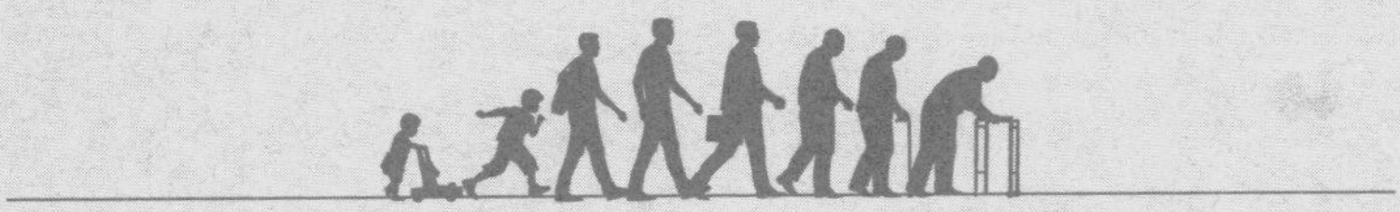

걷기만 해도 병이 낫는다

• 일상에서 걸을 기회를 찾아라 •

"운동은 약exercise is medicine"이라는 말이 있다. 실제로 연구를 통해 입증된 신체 활동의 효능을 나열하면 만병통치약이 따로 없을 정도다. 운동은 노화 속도를 늦추고 기대수명을 늘리는 데 도움을 주며 치매를 예방하고 인지 기능도 좋게 한다. 고혈압, 당뇨병, 고지혈증 등 만성질환을 예방하고, 약을 줄일 수도 있게 한다. 또한 암을 예방하는 효과도 있으며, 이미 암 진단을 받은 사람에게는 생존율을 높인다. 만약 이 모든 효과가 있는 약을 개발하는 데 성공한다면 정말 큰 부자가 될 수 있을 것이다.

일상의 신체 활동 중 가장 기본이 되는 것은 당연하게도 '걷기'다. 인간은 오래 걷고 달리는 동물로 진화했다. 수렵 채취 사회에서 인간이 가진 가장 큰 강점은 먼 거리를 지치지 않고 두 다리로 걸을 수 있었다는 점이다. 인류는 농경이 시작되기 전까지 하루 15~20km를 걷거나 뛰었다고 한다. 하지만 안타깝게도 현대 사회에서 걷기는 귀찮은 일이 되었다. 최근 걷기 플랫폼 '워크온'이 분석한 2021년 서울 시민의 하루 걸음 수는 4,898보였다. 걷기 플랫폼에 가입한 사람을 대상으로 분석한 것이니 전체 인구를 분석하면 이보다 더 낮은 결과가 나올 가능성이 높다. 심지어 많이 걸으면 '소모품'인 무릎이 닳아버려서 나중에 오히려 아프게 되는 것이 아니냐는 질문도 많이 받는다. 하지만 제대로만 걷는다면 현대인이 일상에서 걸을 수 있는 양으로 무릎을 고장 내기는 어렵다. 현재 인류가 수렵 채취 사회에서 걸었던 만큼 걷기는 어렵겠지만, 적어도 지금의 평균보다는 더 많이 걸어야 할 필요가 있다.

얼마나 걸어야 할까?

미국 밴더빌트 대학의 이반 브리튼Evan L Brittain 교수팀의 연구에 따르면, 하루 걸음 수가 1천 보씩 늘 때마다 고혈압, 위식도 역류, 우울증, 비만, 수면 무호흡 등의 위험이 약 10%씩 줄었고, 합병증을 동반한 2형 당뇨병의 위험은 거의 30% 줄었다. 전체적인 만성

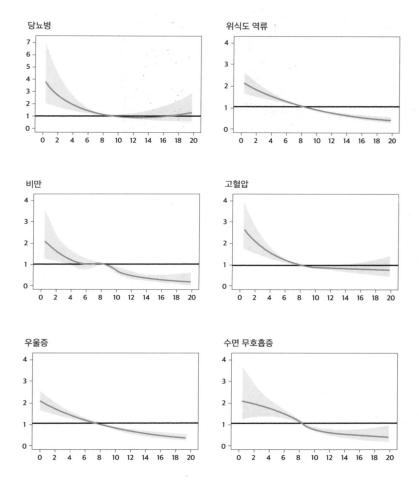

그림 14 걸음 수(×1,000보, 가로축)에 따른 여러 질병 발생의 위험도(배, 세로축). 걸음수가 증가할수록 당뇨, 고혈압, 비만 등 각종 질병의 위험성이 낮아진다.[*]

* Master H, Annis J, Huang S, et al. Association of step counts over time with the risk of chronic disease in the All of Us Research Program. Nat Med. 2022 Nov;28(11):2301-2308.

질환이 예방되는 효과는 8천~1만 보 사이에서 완만해지는 경향을 보였다. 위식도 역류, 우울증, 비만, 수면 무호흡증의 위험성 감소 효과는 1만 보 이상에서도 지속적으로 낮아졌다.

충분히 걷지 않는 삶을 사는 것은 담배를 꾸준히 피우는 것과 해로운 정도가 비슷하다. 이러한 이유로 "앉아있는 것은 새로운 흡연"이라는 말이 생겨나기도 했다. 아예 걷지 않는 것보다는 조금이라도 움직이는 습관을 만드는 것이 좋은데, 이런 과학적 근거를 오해하는 이들도 있다. 예를 들어 하루 2,500~4,000보만 걸어도 전혀 걷지 않는 것에 비해 여러 가지 질병의 가능성이 현저히 낮아진다는 연구가 있다. 이 연구는 전혀 걷지 않는 것보다는 낫다는 것이지 2,500보만 걸어도 모든 질병에서 자유로워질 수 있고 그 이상 걸을 필요가 없다는 의미가 절대 아니다.

꾸준한 걷기는 뼈 밀도를 강화하고 관절의 유연성을 증가시키며, 골다공증의 위험을 줄이는 데도 도움이 된다. 무릎관절이 망가진다는 통념과 달리 신체 활동량이 많은 사람은 오히려 관절염을 앓을 가능성이 적다. 신체 활동량이 많은 이들이 관절 주위 근육이 튼튼하며 비교적 체중은 적게 나갈 가능성이 높다는 사실도 이와 관련이 있을 것이다. 그래서 무릎관절을 보호하기 위해 활동량을 과도하게 줄이는 것은 그다지 유익한 의사결정이 아니라고 할 수 있다.

걷기는 정신 건강에도 도움을 준다. 바르게, 그리고 긴장 없이 걷는 과정에서 여러 관절의 부드럽고 율동적인 움직임을 자각하며, 풍경과 소리를 느끼고, 들어오고 나가는 호흡을 살피는 것은 그 자체로 훌륭한 마음챙김 명상이 된다. 실제 숲속을 걸으면 스트레스 호르몬인 코르티솔 수치가 감소한다는 연구가 있다. 그뿐만 아니라 신체 활동을 할 때 우리의 뇌는 '행복 호르몬'인 엔돌핀도 분비한다. 이 호르몬은 기분을 좋게하고 스트레스와 불안을 줄이는 데 도움을 준다. 운동, 특히 걷기와 같은 유산소 운동은 뇌 유래 신경성장인자인 BDNF Brain-Derived Neurotrophic Factor 수치를 증가시키는 것으로도 알려져 있다. 뇌의 BDNF 수치가 높아지면 신경 세포의 성장과 생존이 촉진되며, 신경세포 간의 연결이 강화되어 기억력과 학습 능력이 향상될 수 있다.

걸을 시간이
없다는 핑계

많은 사람이 피곤하고 시간이 없어서 걸을 수 없다고 이야기한다. 하지만 정신적 스트레스가 과도해 발생한 피로감은 가짜 피로라고 생각할 수 있다. 걷거나 부드럽게 달리는 등 신체 활동을 하면 오히려 활력을 느낄 수 있는 경우가 많기 때문이다. 나는 실제 긴 진료로 마음이 완전히 지쳤을 때, 몸을 일으켜 바깥으로 나가 한 시간 정도를 걷고 나면 몸과 마음이 경쾌해지는 것을 자주 느낀다. 논문이나 책의 원고를 쓰던 중에도 생각이 꽉 막히는 경험을 할 때가 많은데, 이때는 걷기만큼 효과 좋은 회복 활동이 없다. 바빠서 걷지 못한다는 것은 사실 반대로 해석해야 한다. 걷지 않기 때문에 몸과 마음 건강이 좋지 않고, 분주하기만 하니 효율이 더 떨어지는 악순환을 경험하는 것이다. 현대인은 몸을 움직이지 않고 편안하게 앉거나 누워 있는 것을 이득이라고 생각하는 경우가 많다. 하지만 사실은 그 반대이다. 걷기 등 신체 활동이 주는 활력과 집중력, 인지 기능 개선은 우리를 오히려 시간 부자로 만들어 줄 것이다. 몸을 움직이는 것에 대해서 스스로의 마인드셋 자체를 바꾸어 줄 필요가 있다.

별도로 시간을 내지 않더라도 일상에 걷기를 추가하는 것은 생각보다 간단하다. 첫 단계로, 가능한 한 많은 기회를 찾아 걷는다. 가장 간단한 방법은 자동차나 대중교통을 이용하는 대신 걷는 것이다. 짧은 거리의 목적지는 걸어보자. 대중교통을 이용할 때 한 정거장 먼저 내려서 걷는 것도 좋다. 점심시간이나 퇴근 후에 짧은 산책을 하는 것도 좋은 방법이다. 이는 단순히 운동량을 늘리는 것뿐 아니라, 하루의 스트레스를 해소하고 마음의 평온함을 회복하는 데도 도움이 된다. 이렇게 일상에서 걷기를 습관화하면 어렵지 않게 하루 8천~1만 보를 걸을 수 있다. 자연스레 걷기가 주는 선순환, 만병통치약의 효과를 체험할 수 있다.

운동은 약이라는 말처럼, 걷기는 우리가 건강한 삶을 유지하고 우리의 몸과 마음을 돌보는 중요한 방법이다. 걷기는 사실 단순한 '약'이 아니라, 우리의 건강과 행복을 위한 필수적인 '영양소'다. 하지만 그저 걷기만 한다고 모든 문제가 해결되는 것은 아니다. 때로는 걷기 운동을 열심히 했는데 오히려 관절에 통증이 생기고, 몸 상태가 나빠지는 경우도 있다. 어떤 문제인지, 그리고 무엇을 유념해야 할지 다음에서 알아보자.

NOTE

1. 꾸준한 걷기는 만성질환 예방, 뼈와 관절 건강, 정신 건강에 도움을 줘 노화를 예방한다.

2. 움직이는 것을 손해라고 생각하는 마인드셋에서 벗어난다. 몸을 움직이면 그보다 더 긴 시간을 건강하게 살 수 있다.

3. 거창하게 걷기 운동을 한다는 생각보다는 일상에서 걸을 기회를 찾아 걷기를 습관화한다.
   - 가까운 거리는 대중교통 대신 걷기
   - 대중교통을 이용하는 경우 한 정거장 전에 내려 걷기
   - 직장인은 점심시간, 퇴근 후에 짧은 산책하기

걷기만 했는데 병이 났다?

• 제대로 걸을 수 있는 몸을 먼저 만들어라 •

강의를 가면 운동과 관련해 흔히 듣는 질문이 있다.

"주변에 걷기 운동을 하다가 문제가 생긴 사람이 있는데(발목이 나가고, 무릎이 나가고, 고관절이 아프고 등 다양하다) 걷기를 하는게 맞나요?"

"무릎은 소모품이라는데 많이 걸으면 나중에 더 아픈 것 아닌가요?"

진료실에서 만나는 분 중에는 관절이 좋지 않으니 아예 걷지 말 것을 처방받았다는 분도 있다.

사람이 최소한으로만 걸으면 어떻게 될까? 거의 침상에 누워있는 상황이라고 가정하면 하루에 1% 속도로 근력이 감소한다.

정상적으로 일상 활동을 하는 경우 노화에 따라 1년에 1% 정도가 빠지는데, 무려 하루에 1년 치를 잃어버리는 것과 같다. 몇 시간만 움직이지 않고 같은 자세로 앉아 있어도 온몸에 염증이 생기고 즉각적인 인슐린 저항성이 발생하며 지질 패턴이 나빠진다는 것이 연구를 통해 잘 알려져 있다. 즉, 인간은 움직이지 않으면 급속히 노화한다.

많은 사람이 우려하는 것과 달리 걷는다고 연골이 닳아서 못 쓰게 되지는 않는다. 오히려 걷는 것이 연골의 건강에 도움이 된다. 여러 연구에서 활발한 신체 활동은 연골 건강을 보호하는 효과가 있다는 것이 밝혀졌다. 우리 몸은 사용하지 않는 것은 기능을 잃어버리는 특징이 있다. 그러므로 연골과 주변의 근육을 활성화하고 건강한 상태로 유지하기 위해서는 꾸준한 운동이 필요하다. 활발한 신체 활동은 근육, 관절, 심장 등 신체 전반의 건강을 유지하는 데도 도움이 된다. 결론적으로 끊임없이 걷는 생활 습관은 느리게 나이 들기 위해 아주 중요한 유지 관리 활동이라고 할 수 있다.

그렇게 걸으면
소용없다

걷기만 했는데 어딘가가 나빠졌다는 사람의 문제를 깊이 파헤

처 보면 대개 유연성(특히 고관절, 견관절과 흉추) 부족, 코어core 근육의 약화, 둔근의 취약성에 그 원인이 있다. 골반과 다리가 만나는 지점인 고관절, 어깨관절, 목뼈와 허리뼈 사이 흉추의 유연성이 부족하면 걷는 동안 몸의 자연스러운 움직임이 제한되어 일부 근육이 과도하게 긴장하고 다른 근육은 지나치게 이완되어 편향된 부하가 발생한다. 우리 몸을 구성하는 발의 아치, 발목, 무릎, 고관절과 허리, 목을 포함하는 여러 관절과 근육 및 인대는 긴 거리를 걷고 달리는 과정에서의 충격을 효과적으로 흡수하도록 진화되어 있다. 이 모든 요소가 율동적으로 움직이며 그 과정에서 충격을 흡수해야 하는데, 그렇지 않은 경우 관절이나 힘줄에 부담이 가해져 통증이나 부상을 유발할 수 있다. 또한 척추와 골반, 복부를 지탱하는 몸의 중심부인 코어 근육이 약해지면 몸의 안정성과 균형이 떨어져 걷는 동안 몸이 불안정해진다. 이러한 불안정성은 허리, 무릎, 발목 등에 부상을 유발한다. 걷다가 허리에 담이 들리거나 걷기 운동을 한 후 디스크 또는 척추관협착증이 악화됐다면 대부분 코어 근육이 약한 경우다. 엉덩이 근육이 약하면 걷는 동안 발의 착지와 밀기 동작이 제대로 이루어지지 않는다. 다리 근육과 무릎, 발목 관절에 불필요한 긴장과 부하가 가해지고, 통증이 생기거나 관절염이 악화되기도 한다.

결국 본인의 몸이 운동으로서의 걷기를 견딜 수 없을 정도, 즉 근골격계의 내재역량이 부족한 상태로 역량 이상의 걷기를 감행

느리게 나이 드는 습관

하면 어딘가에 탈이 나는 것이다. 신체 기능과 관련된 영역으로 순발력, 심폐 지구력, 유연성, 균형, 협응 등이 존재하는데, 이러한 영역들의 '성능'이 떨어진다고 할 수 있다. 자동차에 비유하면, 어딘가 고장이 나서 굉음이 나고 잘 나가지도 않는 차의 가속 페달을 억지로 밟아 더 몰고 나아가는 것과 비슷하다.

사실 이 모든 것은 나 역시도 경험했던 일이다. 나는 지난 20년 간 거의 매일 잠자는 시간과 운동하는 시간을 제외하면 하루 종일 의자에 앉아서 공부나 일을 했다. 달리기와 수영, 약간의 근력 운동을 꾸준히 실천한다고 했지만, 의자 위에서 쌓인 시간의 위력은 엄청났다. 운동 가이드라인이 이야기하는 대로 매주 150분 정도는 달렸고, 주 2회는 근력 운동을 했으니 그저 충분하다고 생각했다. 박사 과정 마지막 해의 일이다. 한강을 달리던 중에 갑작스레 허리에서 시작된 통증이 목, 턱으로까지 퍼졌다. 자기공명영상MRI을 찍어 보니, 한마디로 척추가 '가속노화'를 경험하고 있었다. 어느 순간부터는 앉아서 글을 읽고 쓰는 중에도 통증이 따랐다. 이 문제를 해결하기 위해 건강운동관리사를 찾아 운동을 배우기 시작했고, 알렉산더 테크닉을 공부했다. 그동안 따로 떼어놓고 보았던 자세와 근육, 관절의 연결성을 그제서야 깨달을 수 있었다. 달리기를 멈추어야 했고, 가장 먼저 고관절의 움직임을 회복하는 데 집중했다. 그렇게 만 2년 정도를 노력해서 전반적인 근골격계의 내재역량이 회복되었다. 그러다 어느 순간부터는, 달리면 달릴수록 목과 허리가 오히려 부드러워지는 느낌을 받았다. 그제서야 몸을 축내지 않고 제대로 달릴 수 있게 된 셈이다.

제대로 걸을 수 있는 몸 만들기

제대로 걷기 위해서는 유연성을 높이는 운동을 통해 고관절, 견관절, 흉추의 움직임 범위를 늘리는 것이 중요하다. 그리고 유연성을 높이는 데는 여러 관절 가동 범위를 늘리는 정적, 동적 스트레칭이 가장 기본이다. 코어 근육은 플랭크나 브릿지 같은 운동을 통해 강화할 수 있다. 스쿼트나 런지 같은 둔근 강화를 위한 운동도 필수적이다(자세한 운동법은 뒤에서 소개한다).

이런 운동은 단순히 근육을 강화하는 것뿐만 아니라 걷는 동안 올바른 자세를 유지하는 데도 도움이 된다. 관절 주변 근육이 강화되면 관절에 부담이 덜해지고, 자연스러운 자세로 통증 없이 걸을 수 있다. 궁극적으로는 앉기, 서기, 집안일 하기 등의 일상생활에서 몸을 안정적이고 효율적으로 움직일 수 있게 해 걷기와 선순환을 만들 수 있다. 하지만 이런 운동은 스스로 실천하기는 어려운 면이 있다. 자신의 취약한 요소를 스스로 진단하기도 어렵고, 영상이나 사진을 보고 운동을 하다가 오히려 자신이 가진 왜곡을 심화할 수 있기 때문이다. 그래서 건강운동관리사나 물리치료사 등 운동 전문가의 도움을 받고 꾸준히 실천해 전반적인 근골격계 내재역량을 개선하는 것이 좋다.

올바른 걷기 자세를 유지하는 것은 걷기의 효과를 극대화하고 부상을 예방하는 데 중요하다. 하지만 많은 현대인은 근육의 불균형이 누적된 결과로 자연스럽게 걷는 방법에서 멀어졌다. 실제로 산책로나 헬스장의 트레드밀에서 사람들이 걷거나 뛰는 모습을 관찰하면, 무릎을 적극적으로 망가뜨리는 방식으로 운동을 하는 경우가 많아 안타까울 정도다. 다음은 올바른 걷기 자세에 대한 몇 가지 조언이다.

머리와 목: 머리는 치켜들지 않고 정면을 바라보며 턱을 살짝 당긴다. 목의 긴장을 푼다. 특히 스마트폰을 보거나 다른 활동을 하며 걷지 않는다. 스마트폰을 보면서 걷는 것은 목에 불필요한 부담을 주고, 그 결과로 자세가 나빠질 수 있다.

어깨: 어깨는 편안하게 바깥쪽으로 약간 내려가 있는 자세를 유지한다. 두 어깨뼈가 좌우로 서로 멀어진다고 생각하는 것도 좋다. 어깨를 치켜들거나 억지로 펴려고 하면 긴장감이 생겨 몸이 편안하지 않게 된다. 이 동작이 습관으로 자리 잡아 승모나 목에 긴장이 심한 분들이 많다.

등과 허리: 등은 곧고 자연스럽게 편안한 자세를 유지하고, 허

리는 중립 상태로 자연스러운 S자 만곡을 만든다. 배를 내밀고 걷는 것이 아니라, 오히려 복근에 힘을 살짝 주고 배를 당겨 척추 중립을 유지한다. 이렇게 하면 척추에 부담을 줄이고 자세를 안정화하는 데 도움이 된다.

팔: 자연스럽게 앞뒤로 흔든다. 팔을 움직이면 걷는 속도가 빨라지고, 균형을 잡는 데 도움이 된다.

발: 발가락이 앞을 향하도록 하고 뒤꿈치부터 땅에 닿게 하여 발가락으로 밀어낸다. 보폭은 편안하게 유지한다.

균형: 걷는 동안 몸의 중심을 안정적으로 유지하는 것이 중요하다. 이를 위해 복부 근육에 약간 힘을 주는 것이 좋다. 똑바로 서는 것을 지나치게 의식해서 배나 허리에 과도한 긴장을 주면 오히려 목이나 허리의 통증을 만들 수 있다. 또한 걸을 때 고관절, 무릎관절, 발목관절이 율동적으로 사용되는지를 자각해 본다. 관절이 굳은 채로 걸으면 발꿈치가 땅에 닿는 충격이 척추 전체로 전해지고 무릎 연골에도 부담이 간다. 운동 전문가에게 전반적인 걷는 자세를 점검받는 것도 좋다.

안정된 자세로 잘 걸을 수 있게 되면 걷는 과정만으로도 전체적인 근골격계 균형이 개선되며 주요 근육이 강화된다. 바른 자세를 유지하면서 편안하고 안정적인 속도로 걷는 것이 중요한데, 천천히 걷기 시작해서 몸이 따뜻해지고 근육이 풀릴 때까지 점차

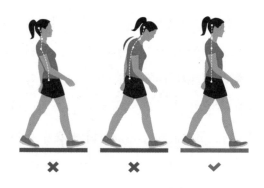

바른 걷기 자세

속도를 높인다. 적절한 신발 선택도 건강한 걷기를 위해 중요하다. 발에 맞는 사이즈를 신어야 하며, 발바닥을 잘 지지해 주는 굽과 넉넉한 앞코 공간이 있어야 한다. 충격 흡수 기능이 있는 신발을 선택하는 것도 좋은 방법이다. 마지막으로, 자신의 체력과 건강 상태에 맞는 운동량을 선택해야 한다. 무조건 하루에 만 보, 이만 보를 걷겠다는 생각으로 무리하는 것은 좋지 않다.

맨발 걷기는
어떨까?

최근에는 맨발 걷기가 각광을 받고 있다. 맨발 걷기는 기본적으로 자연 속에서 이루어지고, 호흡을 느끼며 시간을 보내는 과정이다. 이는 마음챙김 명상과도 비슷해서 몸과 마음의 스트레스를 낮추는 데 도움이 될 수 있다. 여러 관절과 근육을 더 잘 느끼고 또 섬세하게 사용하면서 걸을 수 있기에 일반적인 걷기에 비해 자세가 개선되며, 코어를 비롯한 여러 근육 발달에도 도움이 될 가능성이 있다. 이렇게 코어가 개선되면 호흡이 가라앉고, 소화 기능이 개선되고, 배변과 배뇨의 불편감이 나아진다. 한마디로 '화병 약'인 셈이다. 맨발 걷기를 통해 화병 증상인 손발 저림과 차가움, 온몸의 설명되지 않는 통증, 이유 없는 불안감, 목의 이물감 등이 사라졌다는 이야기를 쉽게 접할 수 있다. 무리한 맨발 걷기는 족저 근막염을 포함한 또다른 문제를 불러올 수 있지만, 기본적으로 올바른 자세로 걷는다면 건강에 도움이 될 여지는 충분하다. 단, 맨발로 걷기 전에는 파상풍 예방 주사를 챙겨 맞자. 당뇨병이 있는 사람은 감각이 무디고 상처에 취약하므로 양말을 신고 안전한 환경에서 걷는 것이 좋다.

걷기는 사람이 가진 가장 원초적인 움직임이자, 건강을 지키기 위한 최소한의 움직임이다. 걷기는 몸 전체의 근육을 움직이고 심혈관계 건강을 개선하며 뇌에도 좋은, 만병통치약과 같은 운동이다. 하지만 그냥 걷는 것만으로는 충분하지 않다. 올바른 자세와 방법, 제대로 걷기 위한 꾸준한 근육 강화도 필요하다. 걷기가 가진 힘을 믿고, 건강한 삶을 위해 오늘부터 한 걸음씩 나아가 보길 바란다.

1. 정상적으로 일상 활동을 하는 경우 근육량은 노화에 따라 1년에 1% 정도 감소하는데, 침상에 누워있는 경우 하루에 1%씩 감소한다. 활발한 신체 활동은 근육, 관절, 심장 등 신체 전반의 건강을 유지하는 데 도움이 되며, 걷는 것은 건강한 노년을 위한 중요한 활동이다.

2. 걷기 운동을 하다 병이 난 사람들은 대개 유연성(특히 고관절, 견관절과 흉추) 부족, 코어 근육의 약화, 둔근의 취약성에 원인이 있다. 본인의 몸이 운동으로서의 걷기를 견딜 수 없을 정도로 내재역량이 부족한 상태에서 걷기를 감행하면 탈이 난다.

3. 제대로 걷기 위해서는 올바른 자세와 방법, 그리고 그것을 위한 근육 강화가 필요하다. 관절 주변 근육을 강화하면 걸을 때 관절에 부담이 덜해지고, 자연스러운 자세로 통증 없이 걸을 수 있다. 나아가 앉기, 서기, 집안일 하기 등의 일상생활에서 몸을 안정적이고 효율적으로 움직일 수 있게 해 걷기와 선순환을 만들 수 있다.

좋은 자세가 건강한 몸을 만든다

• 당장 앉는 자세부터 고쳐라 •

✎ 72세 남성인 김종호 씨는 젊을 때부터 주 3회 이상 헬스장에서 근력 운동을 해왔다. 건강관리, 특히 근력 운동과 자세에 있어서만은 확실한 자부심이 있었다. 그러나 코로나19로 헬스장이 문을 닫았고, 운동을 거의 하지 못하면서 이전보다 근육이 많이 빠지는 느낌을 받았다. 안되겠다는 생각에 다시 운동을 시작한 그는 과거와 달리 허리와 목에 담이 자주 걸려 불편했다. 그러던 어느 날, 데드리프트를 포함한 근력 운동을 한 후 허리에서 갑작스러운 통증이 느껴졌다. 근처 병원에 갔더니 디스크에 염증이 생겨 허리 주사를 맞아야 하며 앞으로 근력 운동은 하지 않는 것이 좋겠다는 의견을 들었다. 평생 근력 운동에는 자신이 있었던 김종호 씨에게는 청천벽력 같은 소리

였다. 허리 주사도 맞았지만 큰 차도가 없었고, 앞으로 운동을 어떻게 해야 할지도 막막해진 그는 노년내과 진료실을 찾았다.

앉아서 일하는 이들이 늘고 스마트폰의 중독성이 높아지면서 운동 실천율이 떨어지고 있다. 그와 관련해 비만율이 올라가고 자세와 관련된 근골격계질환의 빈도 또한 꾸준히 증가하고 있다. 삶에 지장을 초래하는 중대한 질병의 순위를 매겨 보면, 2008년에는 허리 통증이 당뇨병, 천식, 만성폐쇄성폐질환에 이은 4위였지만, 2018년에는 당뇨병에 이은 2위로 두 계단 올라갔다. 손해보험사들이 지급한 비급여 재활, 물리치료비가 2018~2020년 사이에 거의 100% 늘었다는 것만으로도 근골격계 불편함을 겪는 사람이 갈수록 늘고 있다는 것을 명확하게 확인할 수 있다.

당장 자세를 고쳐야 하는 이유

오랜 시간 앉아서 노트북 모니터나 스마트폰을 바라보면 어떤 일이 벌어질까? 그림 17-(A)와 같이 등받이에 기대거나 등받이가 없더라도 코어 근육을 풀어버린 상태로 앉아서 목을 앞으로 빼고 있으면 상체를 잡아주는 광배근과 하부승모근 등의 등

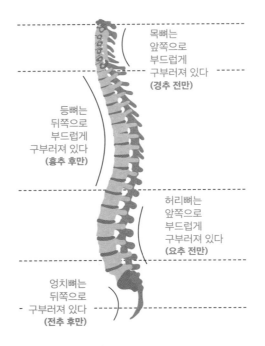

목뼈는
앞쪽으로
부드럽게
구부러져 있다
(경추 전만)

등뼈는
뒤쪽으로
부드럽게
구부러져 있다
(흉추 후만)

허리뼈는
앞쪽으로
부드럽게
구부러져 있다
(요추 전만)

엉치뼈는
뒤쪽으로
구부러져 있다
(전추 후만)

그림16 **옆에서 본 척추** S자 만곡이 자연스럽다.

근육은 잡아당겨져 늘어나고, 반대로 앞쪽에서 머리와 몸통을 연결하는 흉쇄유돌근, 견갑골과 몸통을 연결하는 소흉근은 짧아지고 딱딱해진다. 어깨 주변이 딱딱해지면 어깨관절의 움직임이 현저히 줄어들고, 이런 긴장 상태를 유지하면 자연스럽게 상부승모근과 턱 근육에도 긴장이 된다. 결국 거북목 자세가 고착되고, 요추와 경추의 커브가 사라져서 소위 일자목, 일자 허리가 되는 것이다. 변화는 여기서 멈추지 않는다. 허벅지 근육이 짧아지고 엉덩이 근육이 취약해지며, 고관절이 제대로 움직임을 만들어 내지 못한다. 앞선 장에서 이야기했던, 제대로 걷기 위해 필요한 여러 근골격계 구성 요소가 모두 망가져 버리는 것이다. 이 상황에서 무리하게 걷게 되면 그 충격이 일자가 된 허리디스크와 목디스크로 가해져 목과 허리에 탈이 나는 것이 당연해진다. 이처럼 우리 몸은 한 곳에 한 방향으로 힘을 가하면 그 변화가 해당 위치에만 머무르지 않고 전반적으로 파급되는 특성이 있다. 또한 시간이 지날수록 그 변화는 고착되며, 처음에는 근육이 힘을 주던 것

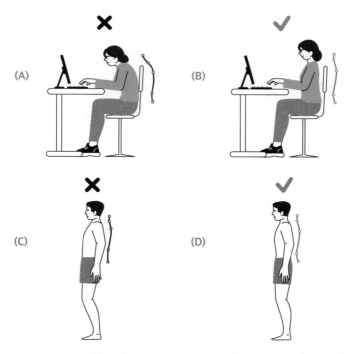

그림 17 잘못 앉은 자세(A)와 긴장 없이 바르게 앉은 자세(B), 과도한 긴장으로 선 자세(C)와 긴장 없이 자연스럽게 선 자세(D)

이었다면 나중에는 근육 자체가 굳어지고 짧아져 버리는 특성이 있다. 이렇게 자세의 왜곡이 유지되는 상태로 긴 시간이 지나면 디스크와 관련된 만성적인 목과 허리 통증을 경험하거나 척추관 협착증과 같은 노인성 근골격계 질환을 일찌감치 앓게 되기도 한다. 나아가, 연결되어 있는 여러 근골격 시스템의 특성상 더 일찍 무릎이나 고관절이 닳아버리기도 한다. 한마디로 사람의 기둥이 무너져 내리는 근골격계 가속노화를 경험하는 것이다.

이런 변화를 해결하고자 그림 17-(C)처럼 견갑골을 뒤로 쭉 잡아당기고 요추와 목은 힘주어 신전시키는, 소위 군인 자세를 만드는 분들이 많다. 김종호 씨도 장시간 운동을 하지 않고 목과 허리에 불편감이 생기자 이런 자세를 철저히 지키려고 노력했다. 하지만 안타깝게도 승모근뿐만 아니라 등 근육 전반에 긴장이 생기며 오히려 통증은 심해졌다.

운동을 하면 자세를 펼 수 있는 것이 아니냐고 묻는 사람이 많다. 자신은 운동하는데 왜 아프냐고 반문하는 사람도 있다. 운동을 통해 고착된 자세를 풀어주는 것은 분명 큰 도움이 된다. 하지만 하루는 24시간이고, 우리가 하루 중 운동을 하는 데 쓰는 시간은 길어야 1시간 30분 정도이다. 8시간의 움츠러든 자세는 운동 1시간의 노력을 말짱 도루묵으로 만들어 놓기에 충분하고도 남는다.

자세는 시간이 지나면 지날수록 강화되는 습관의 산물이기에 악순환으로 만병을 얻는 계기가 될 수도 있지만, 반대로 자세만 잘 신경 써도 근골격계의 여러 불편함을 개선할 수 있기도 하다. 자세의 위력은 너무나 강해서 근골격계를 넘어서는 영향을 만들기도 한다. 바르게 앉는 습관을 만들면 마음이 긍정적으로 바뀌고 인지 기능이 개선된다거나, 스트레스 상황에서 우울감을 줄여주고 자존감을 지켜준다는 연구 결과도 있다.

바르게
앉고 서는 법

현대인이 가장 많은 시간을 보내는 장소가 의자인 것은 어쩔 수 없는 사실이다. 오래 앉아 있는 것을 피할 수 없다면, 최대한 바르게 앉도록 노력하자. 그림 17-(B)와 같이 중립 자세로 앉는 것이 가장 좋다. 연습할 때는 평평하고 딱딱하며 수평인 의자를 이용한다.

먼저 궁둥뼈 결절(앉는 뼈, seatbone이라고도 한다)을 찾는다. 의자에 앉아서 엉덩이 아래에 손을 넣었을 때 좌우로 만져지는 작은 동전 크기의 돌출부가 있다. 이 뼈가 바닥과 닿도록 앉는 것이 가장 기본이다. 의자 높이를 알맞게 조절해 발바닥 전체가 땅에 닿도록 하고, 무릎과 발가락의 방향이 일치하도록 한다. 궁둥뼈 결절을 중심점으로 몸을 앞뒤로 움직여 보면 허리나 등, 목의 움직임과는 독립적으로 움직임을 만들어 낼 수 있을 것이다. 이 움직임이 자유롭기 위해서는 고관절의 가동 범위가 나와주어야 한다. 이 움직임이 되지 않으니 모니터나 스마트폰을 볼 때 등뼈가 굽고 목이 앞으로 나가는 것이다. 그 상태에서 복근을 의식한다. 과도하게 힘을 주는 것이 아니고, 복근에 약간의 긴장을 유지하는 정도로 생각하면 요추 전만이 과도해지는 것을 막고 호흡도 편안하게 유지할 수가 있다. 이렇게 정수리와 궁둥뼈 결절이 일직선이 되는 자세를 만들어 앉으면 긴장이 없는 중립 자세로 앉는 것이 된다.

▶ **바르게 앉는 법**

① 궁둥뼈 결절이 바닥과 닿도록 앉는다.
② 정수리와 궁둥뼈 결절이 일직선이 되게 한다.
③ 발바닥 전체가 땅에 닿고, 무릎과 발가락의 방향이 일치하게 한다.
④ 복근을 의식하여 약간의 힘을 주고, 척추 중립을 만든다.

설 때는 이 자세에서 그대로 고관절과 무릎을 펴주면 된다. 그리고 턱을 당긴다. 목덜미에 갈고리가 있다고 상상하고, 갈고리가 내 머리를 앞과 위로 당긴다고 생각해 보자. 정수리가 위로 올라가며 키가 커지는 것 같은 느낌을 받으면 된다. 당장 뒤쪽 머리카락을 잡고 직접 들어 올리면 비슷한 느낌이 난다. 턱과 목, 어깨 주변의 긴장을 풀고, 양쪽 어깨뼈는 뒤로 당겨서 가깝게 만드는 것이 아니라, 바깥쪽 아래쪽으로 서로 멀어지게 만드는 것이 좋다.

▶ 바르게 서는 법

① 앉는 자세에서 그대로 고관절과 무릎을 편다.
② 정수리가 위로 올라가고 키가 커지는 것 같은 느낌으로 턱을 당긴다.
③ 턱, 목, 어깨 주변의 긴장을 푼다.
④ 양쪽 어깨뼈를 바깥쪽, 아래쪽으로 서로 멀어지게 만든다.

진료실을 찾았던 김종호 씨는 이런 개념을 이해하고 자세와 운동법을 교정하면서 서서히 통증에서 자유롭게 되었다. 하지만 대부분은 나쁜 습관을 자각하지 못하거나 제대로 교정하는 데 실패한다. 운동이나 연습을 하더라도 굳어진 습관 그대로 연습해 습관이 더 심하게 고착되기도 한다. 그래서 다시 한번 말하지만, 스스로 노력하는 것만큼이나 전문가를 만나 상담하는 것도 중요하다. 물리치료사의 조언과 교정을 받는 것, 알렉산더 테크닉이나 요가, 필라테스, 태극권 등을 배우는 것도 많은 도움이 된다. 최근에는 자세 개선을 위해 모델 워킹을 배우는 분도 늘고 있다. 각자에게 맞는 방법을 통해 더 오래, 자유롭게 사용할 수 있는 근골격계 시스템을 만들길 바란다.

1. 좋지 않은 자세를 유지하면 점점 그대로 고착되고, 결국 몸 전반의 근골격계 구성 요소가 모두 망가진다.

2. 자세는 시간이 지날수록 강화되는 습관의 산물이다. 악순환으로 만병을 얻는 계기가 될 수도 있지만, 반대로 자세만 잘 신경 써도 근골격계의 여러 불편함을 개선할 수 있다.

3. 바르게 앉는 법
   ① 궁둥뼈 결절이 바닥과 닿도록 앉는다.
   ② 정수리와 궁둥뼈 결절이 일직선이 되게 한다.
   ③ 발바닥 전체가 땅에 닿고, 무릎과 발가락의 방향이 일치하게 한다.
   ④ 복근을 의식하여 약간의 힘을 주고, 척추 중립을 만든다.

4. 바르게 서는 법
   ① 앉는 자세에서 그대로 고관절과 무릎을 편다.
   ② 정수리가 위로 올라가고 키가 커지는 것 같은 느낌으로 턱을 당긴다.
   ③ 턱, 목, 어깨 주변의 긴장을 푼다.
   ④ 양쪽 어깨뼈를 바깥쪽, 아래쪽으로 서로 멀어지게 만든다.

유연한 몸, 자연스러운 움직임

• 자신에게 맞는 방법을 학습해 루틴화하라 •

사람의 몸은 일상생활을 수행하는 동안 끊임없이 움직이도록 설계되어 있다. 걷기, 앉기, 일어나기, 물건 들기 등 우리가 당연하게 수행하는 동작에도 수많은 근육이 조화로운 협응을 이룬다. 이러한 움직임은 몸 전체의 근육, 관절, 인대 등이 유연하게 작동할 때 자연스럽게 이루어진다. 하지만 노화가 쌓이면 우리 몸의 이런 구성 요소는 기능이 점차 떨어진다. 관절의 유연성이 떨어지면 움직임에 제한이 생기거나 근육, 관절 사이의 조화로운 움직임이 어려워진다. 신발 끈을 묶거나 바닥에 떨어진 물건을 줍는 것과 같은 당연한 활동이 힘들어지고, 걷기나 계단 오르내리기 등 기본적인 동작에도 관절에 문제가 생긴다. 고관절과 다리의 움직임이 떨어져 보폭이 제한되고 걷는 속도가 느려지기도 한다.

유연성 저하의
악순환

유연성이 떨어진 상태에서는 낙상 등 부상의 위험이 커진다. 특히 노년기에는 순발력, 균형 감각 등이 함께 떨어지기 때문에 유연성 저하는 총체적인 신체 기능 감소로 귀결되는 경우가 많다. 유연성의 감소는 통증과도 관련이 있다. 어떤 동작을 수행할 때 관련된 근육이나 관절이 유기적으로 움직여야 하는데, 그렇지 못하면 특정 관절과 근육에 긴장과 부하가 몰리기 때문이다.

더 안 좋은 것은, 유연성이 떨어질수록 우리는 신체가 편안하게 움직이는 범위를 제한하게 된다는 점이다. 그 결과 일상에서 자주 사용되는 근육과 관절의 사용 빈도는 점점 더 줄어든다. 즉, 신체 활동이 감소하면 근육이 약해지고 관절의 가동 범위는 더 줄어들며, 이로 인해 더욱더 활동이 줄고, 그럴수록 유연성은 더 안 좋아진다. 완벽한 악순환이다.

우리가 평생을 유지해 온 움직임 습관이 유연성을 조금씩 떨어뜨리고 있는 와중에도 이런 변화를 쉽사리 눈치채기는 어렵다. 변화의 결과로 관절이나 인대 등을 다쳐 통증이 느껴져야 비로소

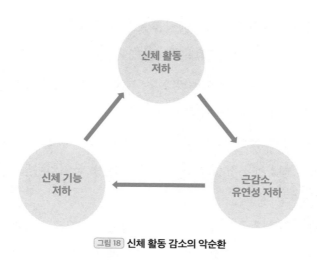

신체 활동 감소의 악순환

무언가 잘못되었다는 것을 깨닫는다. 노쇠나 질병이 상당히 진행된 사람도 잘 설계된 유연성 강화 운동을 통해 기능을 개선할 수 있다고 알려져 있지만, 이미 이곳저곳 고장 난 후에 습관을 고치고 유연성을 개선하기는 훨씬 어렵고 효과도 떨어진다. 그래서 가능한 한 일찍부터 유연성을 개선하고 유지하는 것이 좋다.

유연성을 높이는
효과적인 방법

식상하게 들릴 수 있지만 유연성을 향상하는 가장 효과적인 방법의 하나는 규칙적인 스트레칭을 포함한 근육과 관절의 사용이다. 스트레칭은 근육과 인대를 늘리고, 관절의 가동 범위를 확장하며, 근육의 힘과 내구성을 향상한다. 오랜 기간 쌓인 긴장과 경직을 해소하기 위해서는 매일 하는 것이 좋지만, 적어도 일주일에 3~4번은 꾸준히 해야 효과를 볼 수 있다. 거창한 운동이라고 생각하기보다 매일의 루틴처럼 하루에 단 몇 분씩이라도 꾸준히 수행한다.

또한 스트레칭은 조심스럽게 시작해 점진적으로 강도를 높이는 것이 좋다. 아플 때까지 관절을 찢으려고 시도하는 사람이 많은데, 근육에 과도한 부담을 주지 않고 부드럽게 수행해야 한다. 이렇게 근육이 부드럽게 늘어나는 것을 자연스러운 들숨, 날숨과 함께 느낀다. 숨을 들이쉬거나 내쉰 상태에서 멈추지 않는다. 이런 면에서는 스트레칭이 마음챙김 명상과 비슷하다.

한 부위보다는 몸 전체를 아우르는 동작이 좋다. 물론 가장 짧아지고 취약한 근육에 조금 더 집중하는 것은 좋지만, 너무 한두 군데 근육에만 집중하기보다는 전신의 근육과 인대를 자극해주는 것이 바람직하다. 특히 운동 전후에 하는 스트레칭은 근육과 관절의 유연성을 유지하고 부상 예방에도 도움이 된다. 스트레칭 부위의 우선순위를 정한다면, 제대로 걷고 앉는 데 꼭 필요함에도 불구하고 현대인의 대부분이 그다지 상태가 좋지 않은 고관절과 어깨관절을 최우선으로 챙기고, 주변 관절들로 확장하면서 점차 전신을 포괄하는 방향으로 진행하는 것이 좋다.

마지막으로, 스트레칭은 올바른 방법과 자세로 수행해야 한다. 그렇지 않으면 오히려 부상을 유발할 수 있다. 자신의 상태에 맞는 도구(폼롤러, 스트레칭 밴드, 수건 등)를 이용하는 것도 좋은 방법이다. 유튜브 등을 참고하는 것은 도움이 될 수 있지만, 내가 오랫동안 유지해 온 습관이 개입되어서 되려 다른 근육이나 인대에 자극을 주게 될 가능성이 높다. 그래서 전문가의 도움을 받아 자신의 체형과 상태에 맞는 스트레칭 방법을 학습하는 것을 추천한다.

스트레칭이 아니더라도 다양한 운동으로 자연스럽게 유연성을 높일 수도 있다. 요가나 필라테스, 태극권, 태권도, 발레 등의 운동은 전신의 유연성을 강화하는 데 도움이 된다. 이런 활동은 평소에 잘 사용하지 않는 근육과 관절을 움직이게 하고 이 과정에서 자연스럽게 유연성을 향상시킨다. 그뿐만 아니라 근육의 균형과 조화를 유지하는 데도 도움을 주며, 그로 인해 신체의 자연스러운 움직임을 유지하고 개선하도록 도와준다. 각자의 체형과 운동 능력에 맞게 운동 계획을 세우는 것이 중요하므로 마찬가지로 전문적인 트레이너나 물리치료사와 상의하면서 운동 계획을 세우는 것을 추천한다. 유연성을 고려하는 측면에서는 한 가지 종목의 운동만 하는 것보다 다양한 운동을 번갈아 하면서 서로 다른 관절과 근육이 사용될 기회를 만드는 것이 좋다.

유연성 향상이라는 목표를 가지고 운동을 시작한다면 단기간에 눈에 띄는 결과를 기대하지 말고 장기적인 관점에서 접근해야 한다. 유연성 향상은 즉각적인 결과를 가져오는 것이 아니다. 신체가 스트레칭 루틴에 적응하고 관절과 근육이 점차적으로 늘어나는 과정은 꾸준한 노력과 투자를 필요로 하는 일이다. 무리하게 스트레칭이나 운동을 하기보다는 자신의 현재 능력에 맞게 천천히 시작해서 점차 운동량과 강도를 늘려가는 것이 바람직하다. 유연성을 높이는 것은 장기적인 투자와 같다. 당장은 별로 재미가 없겠지만 꾸준히 노력하는 과정에서 몸의 변화를 체감하고 자신의 건강에 대한 통찰력을 높일 수 있다. 이런 과정을 통해 자기 몸을 더욱 잘 이해하고 존중하게 되며, 그 결과로 몸을 더 잘 사용할 수 있는 습관을 갖추게 된다. 그래서 유연성을 향상시키는 여정은 단순히 몸을 스트레칭하는 것 이상의 의미를 가진다. 이는 몸과 마음의 건강을 유지하고 개선하는 방법이자 자신의 건강과 삶에 대한 책임감을 키우는 방법이기도 하다.

NOTE

1. 걷기, 앉기, 일어나기, 물건 들기 등 일상적인 동작은 몸 전체의 근육, 관절, 인대 등이 유연하게 작동할 때 자연스럽게 이루어진다. 하지만 노화로 인해 관절의 유연성이 떨어지면 움직임에 제한이 생기거나 근육, 관절 사이의 조화로운 움직임이 어려워진다.

2. 유연성을 향상하는 가장 효과적인 방법은 규칙적인 스트레칭이다. 스트레칭은 근육과 인대를 늘리고, 관절의 가동 범위를 확장하며, 근육의 힘과 내구성을 향상한다.

   - 짧은 시간이라도 일주일에 3~4회 꾸준하게 한다.

   - 처음부터 무리하지 말고 저강도로 시작해 점진적으로 강도를 높인다.

   - 한 부위보다는 몸 전체를 아우르는 동작이 좋다.

   - 영상 등을 보고 혼자 따라 하기보다 전문가에게 도움을 받아 자신에게 맞는 방법을 학습한다.

남은 50년을 좌우하는 근육 건강

• 하루 15분씩 근력 운동을 시작하라 •

나이가 들면서 어느 순간 명확하게 느껴지는 변화 중 하나는 바로 근력과 신체 기능의 감소일 것이다. 병뚜껑을 여는 것, 무거운 물건을 드는 것부터 계단을 오르는 것과 같은 일상적인 동작이 점차 힘들게 느껴지는 이유가 바로 근력 감소 때문이다. 사람의 근력은 30세 중반부터 매년 약 1%씩 감소한다. 그림 19는 우리나라 사람들의 연령별 평균 악력을 나타낸 그래프인데, 가장 힘이 센 시기인 35~39세의 남녀 평균 악력이 각각 46.0kg, 27.2kg인 것에 반해 40년이 지난 75~79세에는 각각 31.9kg, 19.4kg이 된다. 계산해 보면 매년 1%씩 떨어지는 것을 확인할 수 있다.

느리게 나이 드는 습관

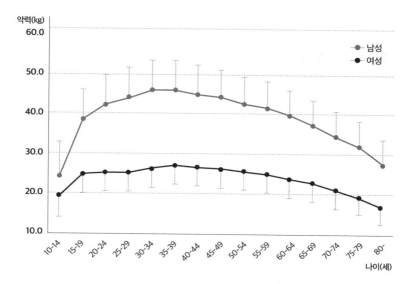

악력(kg)

- 남성
- 여성

나이(세)

[그림 19] **한국인의 연령별 악력 분포** 남녀 모두 35~39세를 정점으로 점점 떨어진다.*

근력이 떨어지고 근육량이 부족하면 근감소증, 골다공증, 당뇨병과 같은 만성질환을 앓게 될 가능성이 증가한다. 특히 코어 근육, 즉 복부와 허리 근육이 약해지면 몸 전체에 문제가 생긴다. 자세가 나빠지고, 목과 허리에 통증이 발생하며, 호흡이 얕아진다. 또한 배뇨와 배변 기능이 나빠지며, 소화도 제대로 이루어지지 않는다. 걷기 같은 일반적인 운동을 해도 역효과가 나타나기 쉽고, 부상을 입을 확률도 높아진다. 근육 부족은 마음에도 영향을 미친다. 우울증이 악화되고 인지 기능이 저하되며 식욕이 줄기도

---

* Lee YL, Lee BH, Lee SY. Handgrip Strength in the Korean Population: Normative Data and Cutoff Values. Ann Geriatr Med Res. 2019 Dec;23(4):183-189.

그림 20 근감소의 악순환이 가져오는 노쇠의 진행

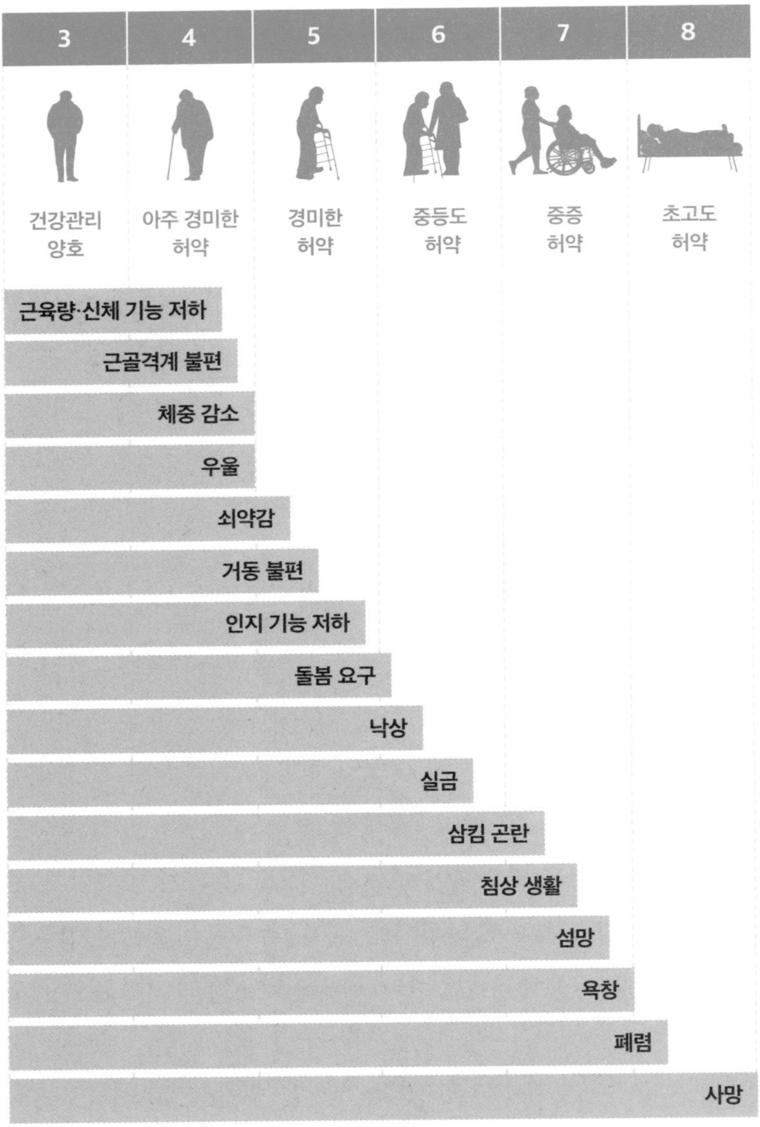

3	4	5	6	7	8
건강관리 양호	아주 경미한 허약	경미한 허약	중등도 허약	중증 허약	초고도 허약

근육량·신체 기능 저하

근골격계 불편

체중 감소

우울

쇠약감

거동 불편

인지 기능 저하

돌봄 요구

낙상

실금

삼킴 곤란

침상 생활

섬망

욕창

폐렴

사망

한다.

그림 20에서 보이는 것처럼 이 악순환이 진행되면 모든 종류의 노인 증후군이 따라오기 시작하고, 결국 쇠약감이 심해져 일상생활 기능이 떨어지면 돌봄이 필요해지거나 침상 생활을 하게 된다. 이 과정에서 낙상을 경험하면 악순환의 속도는 더욱 가팔라져, 결국 요양원이나 요양 병원에서 기거해야 하는 상태가 된다. 30대에서 정점인 팔다리 근육량을 기준으로 남자는 약 15kg, 여자는 약 10kg 정도를 잃게 되면 여생을 침상에서 보내게 된다. 근력과 근육량이 모두 부족한 근감소증을 잃게 되면 5년 이내에 사망할 가능성과 요양원, 요양 병원에 입소할 가능성이 동년배에 비해 거의 5배 증가한다.

근력 운동, 선택이 아닌 필수

이런 악순환에 빠지지 않으려면 꾸준한 운동이 필요한데, 특히 근력 운동이 중요하다. 전신 근력 운동은 앞서 설명한 동화 저항 현상이 생기지 않도록 해주며, 만성질환을 개선하는 효과도 있다. 근력 운동을 하면 근육에서 뇌까지 연결된 신경 다발뿐 아니라 여러 가지 근육생성 호르몬(마이오카인)을 통해 온몸에 좋은 변화를 일으키는데, 우울감과 만성 통증이 개선되고 인지 기능이 좋아지는 효과도 있다. 하지만 안타깝게도 우리나라에서는 아직 노년기 근력 운동에 대한 관심이 크지 않은 편이다. 실제 환자들을 만나보면 걷기 운동의 중요성은 알고 있지만, 근력 운동은 어떻게 해야 할지 막막하게 생각하는 분이 많다. 근력 운동에 대한 인식에도 문제가 있다. 많은 사람이 '근력 운동'이라고 하면 젊고 우락부락한 사람들이 체육관에서 무거운 바벨을 들어 올리는 이미지를 떠올린다. 하지만 근력 운동은 누구나 집에서, 아주 간단하고 기본적인 움직임부터 시작할 수 있다. 자신의 체중을 이용해 맨몸 운동을 할 수도 있고, 가벼운 덤벨(아령)이나 고무 밴드를 사용할 수도 있다.

근력 운동은 습관화가 중요하다. 일주일에 한두 시간 몰아서 하는 것보다 짧은 시간이라도 매일 하는 것이 운동의 습관화에 있어 더 효과적이다. 습관 회로가 자리 잡기 위해서는 첫 한 달 정도는 매일 실천하는 것이 좋다. 그런데 근력 운동은 근육 손상이 회복되는 시간이 필요하기 때문에 매일 하면 안 된다는 통념이 있다. 하지만 부드럽게 맨몸으로 수행할 수 있는 간단한 동작으로는 근세포의 재생이 필요할 만큼의 손상을 만들지 않는다. 운동 초기에는 잠자고 있던 근육 다발이 깨어나는 과정이 진행되기 때문에 매일 운동하는 편이 좋다. 우선 매일 한 번에 10~15분씩 근력 운동을 시작해 보자. 처음에는 운동 후에 몸살이 난 것처럼 지연발생근육통delayed onset muscle soreness, DOMS이 생기는데, 매일 반복하면 근육통이 줄어든다. 이렇게 습관이 들고 운동 능력이 향상되면 하루에 30~40분씩 여러 근육군에 대한 복합적인 근력 운동을 시도할 수 있다. 이후 근력과 기능이 충분히 개선되면 차차 운동의 양과 강도를 늘릴 수 있고, 결과적으로 운동 간격을 2~3일에 한 번으로 늘려나갈 수 있다. 근력 운동의 효과가 생물학적으로 근육 합성에 강력하게 작용하는 기간은 운동 직후부터 2일 정도까지이지만, 기능적인 운동 효과는 1주일까지도 유지될 수 있다. 따라서 전신의 근육 건강이 어느 정도 안정기에 도달하면 운동의 간격을 상당히 벌릴 수 있는 것이다. 이렇게 꾸준히 2~3개월간 코어 중심의 근력 운동을 하면 변화가 생기기 시작한다. 소화불량, 요실금, 변비, 위식도 역류처럼 약으로도 잘 치료되지 않는 증상이 큰 폭으로 좋아지는 경우가 많다.

더 효과적으로
운동 효과를 내려면

진료실에서 만나는 대부분의 사람은 운동, 특히 근력 운동을 전문가에게 배우는 것에 부담을 느낀다. 비용 문제, 시간 부족, 그리고 운동에 대한 자신감 부족 등 이유도 여러 가지다. 물론 전문가의 지도 없이 안전하고 효과적인 근력 운동을 시작하는 것은 충분히 가능하다. 하지만 전문가에게 운동을 배우는 것은 아주 수익률이 높은 투자다. 우선 안전하게 운동을 배울 수 있다. 이는 부상을 예방하고 그로 인한 시간과 비용의 손실을 막아준다. 또한 운동을 제대로 배우면 비효율적인 동작이나 방법으로 시간을 낭비할 가능성이 적고, 더 효율적으로 효과적인 결과를 얻을 수 있다. 마지막으로 전문가는 개인의 질환 상태와 가치관, 운동 목표를 고려하여 운동을 교육할 가능성이 높다. 전문가의 도움을 받는 것은 운동에 대한 지식과 기술, 그리고 안전한 운동 수행 능력을 얻는 것이다. 이는 단기적으로는 운동의 효과를 빠르게 볼 수 있게 하고, 장기적으로는 건강을 유지하고 생활의 질을 높이는 데 큰 도움을 준다. 운동을 배우는 것은 큰 비용이 든다고 생각하지만, 돈이 들지 않는 방법도 있다. 바로 '국민체력 100(홈페이지 https://nfa.kspo.or.kr)'을 이용하는 것이다. 국가에서 시행하는 스포츠 복지 서비스로, 집 근처 센터를 찾아 나의 몸 상태를 평가받고 운동 처방도 받을 수 있다.

근력 운동은 아주 거창하고 복잡한 무언가가 아니다. 우리에게 가장 중요한 것은 일단 시작하는 것이다. 시작이 습관을 만들고, 습관이 가져온 변화는 근골격계를 넘어서 우리 몸 전체와 마음에까지 좋은 영향을 미친다. 이렇게 만들어 낸 선순환을 이용해서 앞으로의 50년을 보다 활동적이고 즐거운 시간으로 만들길 바란다.

1. 사람의 근력은 30세 중반부터 매년 약 1%씩 감소한다. 근력이 떨어지고 근육량이 부족하면 근감소증, 골다공증, 당뇨병과 같은 만성질환을 앓게 될 가능성이 증가하고, 배뇨와 배변, 소화 기능에도 영향을 주며 우울증이 악화되고 인지 기능이 저하되는 등 마음에까지 영향을 미친다.

2. 노년기 건강을 위해서는 근력 운동이 필수적이다. 매일 하루 15분으로 시작해 습관을 만든 후 점차 운동량을 늘려간다.

3. 부상을 예방하고 운동 효과를 더 빠르게 내기 위해서 전문가에게 근력 운동을 배우는 것을 추천한다. 비용이 부담스럽다면 국가에서 시행하는 복지 서비스인 '국민체력 100(홈페이지 https://nfa.kspo.or.kr)'을 이용하는 것도 방법이다.

꼭 챙겨야 할 두 가지 근육의 운동법

• 코어와 둔근에 집중하라 •

노년기 삶의 질을 위해 중요한 근육은 많지만 가장 중요하게 챙겨야 하는 것은 코어와 둔근이다. 코어는 흔히 복근으로 아는 분이 많은데, 사실 복근과 횡격막, 등 근육, 골반저 근육을 포괄하는 근육 그룹으로, 자세 유지, 균형, 그리고 몸 전체의 움직임에 중요한 역할을 한다. 둔근은 엉덩이 부분의 큰 근육으로, 걷기, 뛰기, 앉기, 서기 등 대부분의 움직임에 깊게 관여한다. 이 두 근육 그룹은 우리 몸의 근력 및 안정성의 핵심이며, 이를 강화하는 것은 일상생활의 기능성과 움직이는 능력을 향상시키고 모든 운동이 더 효과적이게 만든다. 이 두 근육 그룹이 취약하면 달리기, 골프, 테니스, 수영 등 개별 운동 종목을 연습하는 데 시간을 들여도 연습 효과가 현저히 떨어진다. 따라서 이 두 근육 그룹을 먼저 강화하는 것은 전체적인 근력 개선과 건강한 몸을 유지하는 데 중요한 첫걸음이 된다. 대표적인 코어 운동과 둔근 운동을 소개한다. 아래 운동 중 일부를 매일 10~15분간 실천하면 좋다. 다만, 섣불리 운동 동작을 골라 무리하게 실천하면 잘못된 자세가 습관으로 고착되거나 오히려 근골격계의 불균형을 심화시킬 수 있으므로 처음에는 운동의 종류와 자세를 전문가에게 검토받는 것이 좋다. 특히 근골격계의 질환이나 불편감이 있는 경우라면 전문가의 지도를 받는 것을 추천한다.

6가지
코어 운동

1) 플랭크

대표적인 코어 운동으로 팔굽혀펴기에서 팔을 굽힌 자세와 비슷하다.

① 바닥에 엎드린 후 다리를 약간 벌린다.

② 팔을 어깨너비로 벌리고 팔꿈치와 어깨가 일자가 되게 한다.

③ 복부에 힘을 주고 몸을 들어올린다. 이때 엉덩이가 올라가지 않고 몸이 일직선이 되도록 한다. 처음에는 30초를 유지하고 익숙해지면 시간을 늘린다.

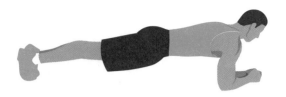

2) 사이드 플랭크

한쪽 팔로 버티는 버전의 플랭크다.

① 무릎을 편 상태로 옆으로 눕는다.

② 바닥 쪽에 있는 팔의 팔꿈치와 어깨가 일자가 되도록 팔을 펴 몸을 들어올린다.

③ 몸이 꺾이지 않도록 주의하면서 30초를 유지하고, 익숙해지면 점차 시간을 늘린다. 왼쪽 오른쪽 번갈아 한다.

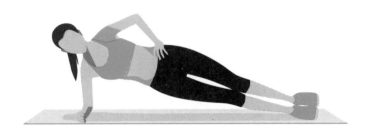

3) 버드독

코어뿐 아니라 균형 감각에도 좋은 동작이다.

① 어깨 아래에 손을 놓고 무릎을 굽힌 자세를 취한다.

② 오른쪽 팔과 왼쪽 다리를 지면에서 천천히 들어올려 4초간 버틴 후 천천히 내린다. 이때 허리의 자연스러운 만곡을 유지하고, 발은 골반 높이까지 든다. 양쪽 모두 12회×3세트 진행한다.

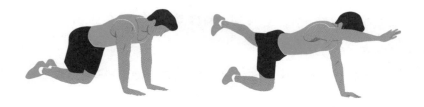

4) 브리지

환자들에게 권장하는 가장 중요한 운동으로 배뇨, 배변 기능과 전반적 신체 기능을 유지하기 위한 요소를 두루 강화하는 동작이다. 머릿속을 비우면서 둔근에 집중하며 브리지 동작을 천천히 반복하면 마음챙김 명상의 효과도 볼 수 있다.

① 등을 바닥에 대고 누운 후 무릎을 세운다.

② 4초에 걸쳐 천천히 엉덩이를 들어올린 후 4초간 유지하고 다시 4초에 걸쳐 천천히 내려온다. 처음에는 20~30회 반복한 후 익숙해지면 횟수를 늘린다.

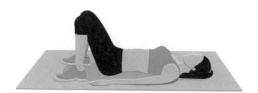

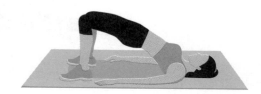

5) 데드버그

벌레가 뒤집어진 모습과 비슷해서 붙여진 이름으로, 대표적인 코어 운동이다.

① 척추 중립 상태(척추의 곡선이 자연스러운 상태)로 바닥에 등을 대고 눕는다.

② 손목이 어깨와 일자가 되도록 양팔을 천장으로 뻗는다.

③ 무릎을 세운 후 무릎이 골반 위로 오도록 다리를 든다. 이때 구부린 다리는 직각이 되도록 한다.

④ 숨을 천천히 내쉬면서 오른쪽 팔과 왼쪽 다리를 동시에 바닥에 최대한 가깝게 내린 후 1~2초간 버틴다.

⑤ 숨을 들이마시면서 다시 천천히 팔과 다리를 올린다. 양쪽 모두 12회× 3세트 진행한다.

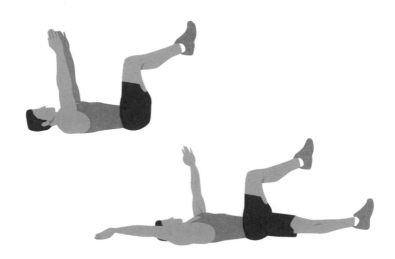

느리게 나이 드는 습관

6) 슈퍼맨

허리 근육과 둔근 및 햄스트링(허벅지 뒤 근육)을 강화하는 아주 좋은 운동이다.

① 팔을 앞으로 쭉 뻗고 바닥에 엎드린다.

② 오른쪽 팔과 왼쪽 다리를 천천히 들어올린 후 4초간 유지하고 다시 천천히 내린다. 양쪽 모두 12회×3세트 진행하고, 익숙해지면 양팔과 양다리를 한 번에 들어올린다.

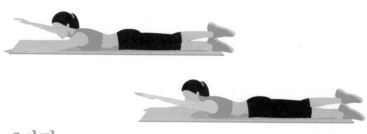

5가지
둔근 운동

1) 커시 런지

한쪽 발을 앞으로 내밀어 무릎을 구부리는 동작으로 잘 알려진 '런지'의 응용 버전이다.

① 발을 엉덩이 너비만큼 벌리고 선 다음 양손을 그림과 같이 둔다.

② 오른쪽 다리를 왼쪽 다리의 대각선 뒤로 멀리 내디디면서 양쪽 무릎을 90° 구부려 몸을 낮춘다.

③ 왼쪽 발뒤꿈치로 다시 일어서면서 오른쪽 발을 제자리로 가져온다. 좌우를 한 세트로 총 10~15세트 반복한다.

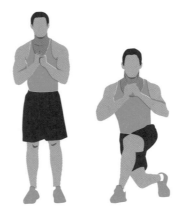

2) 교차 사이드 런지

둔근과 안쪽 허벅지 근육까지 강화할 수 있는 동작이다.

① 발을 엉덩이 너비만큼 벌리고 선 다음 양손을 그림과 같이 둔다.

② 왼쪽 발을 최대한 옆으로 내밀면서 오른쪽 무릎을 구부려 의자에 앉듯이 엉덩이를 뒤로 민다.

③ 왼쪽 다리는 똑바로 유지하고 구부린 오른쪽 다리의 뒤꿈치를 누르면서 다시 일어선다. 좌우를 한 세트로 총 10~15세트 반복한다.

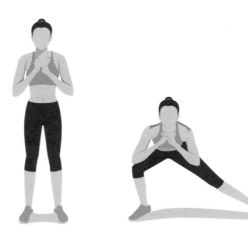

느리게 나이 드는 습관

3) 소화전

강아지가 소화전에 대고 소변을 보는 것과 비슷한 자세로 중둔 근 강화에 아주 좋은 운동이다.

① 어깨 아래에 손을 놓고 무릎 굽힌 자세를 취한다.

② 엉덩이와 허리를 고정한 상태로 오른쪽 다리를 최대한 옆으로 들어올린다.

③ 1초간 유지한 후 천천히 내려온다. 양쪽 모두 10~15회 반복한다.

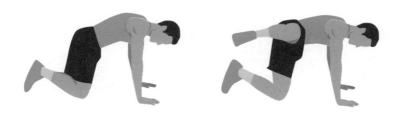

4) 사이드 플랭크 힙 딥

사이드 플랭크의 응용 동작이다.

① 사이드 플랭크 자세를 유지한다.

② 엉덩이를 바닥 쪽으로 약간 내린 후 다시 시작 자세로 들어올린다. 양쪽 모두 10~15회 반복한다.

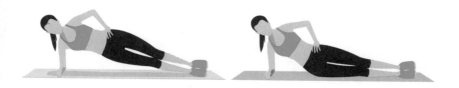

5) 싱글 레그 힙 브리지

브리지의 응용 동작으로 한쪽 다리만 이용해 몸을 들어올린다.

① 등을 바닥에 대고 누운 후 왼쪽 무릎을 세운다.

② 오른쪽 다리를 들어올려 일자로 편다.

③ 코어를 지탱하면서 엉덩이를 들어올려 무릎과 어깨가 일직선이 되게 한다. 양쪽 모두 10~15회 반복한다.

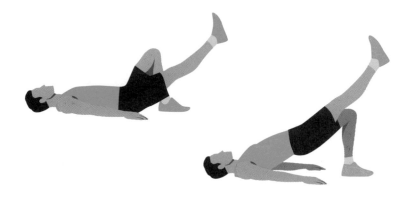

1. 노년기 삶의 질을 위해 가장 중요하게 챙겨야 하는 것은 코어와 둔근이다. 코어는 복근과 횡격막, 등 근육, 골반저 근육을 포괄하는 근육 그룹으로, 자세 유지, 균형, 몸 전체의 움직임에 중요한 역할을 한다. 둔근은 엉덩이 부분의 큰 근육으로, 걷기, 뛰기, 앉기, 서기 등 대부분의 움직임에 깊게 관여한다.

2. 코어와 둔근을 강화하면 일상생활의 기능성과 움직이는 능력을 향상시키고 모든 운동이 더 효과적이게 만든다.

3. 자신에게 맞는 코어와 둔근 운동을 매일 10~15분간 실천하면 좋다. 그러나 섣불리 운동 동작을 골라 무리하게 실천하면 잘못된 자세가 습관으로 고착되거나 오히려 근골격계의 불균형을 심화시킬 수 있으므로 처음에는 운동의 종류와 자세를 전문가에게 검토받는 것을 추천한다.

일상 속 근육 테크법

• 움직이는 삶을 즐겨라 •

진료실에서 환자를 만나다 보면 자주 실랑이를 벌이곤 한다. 근육과 이동성의 향상뿐 아니라 여러 질병의 진행을 늦추고 상태를 개선해 약을 줄이기 위해 환자들에게 근력 운동을 권하는데, 도통 통하질 않는 것이다. 환자들은 근력 운동은 차치하고라도 신체 활동을 하는 것이 귀찮고, 시간을 내기가 어렵다고 말한다. 운동이 좋은 것을 몰라서 못 하는 게 아니라는 식으로 완고하게 대꾸하는 분들도 있다. 머리로는 알지만 깨닫지 못하는 것이다. 데이터에이아이의 조사에 따르면 2022년을 기준으로 한국 사람의 하루 평균 스마트폰 사용 시간은 5.2시간이라고 한다. 이 엄청난 시간 동안 주로 앉거나 구부정하게 선 자세로 스마트폰을 보고 있는 셈인데, 결국 바빠서 운동할 수 없다는 사람은 스마트폰이 주는 자극적인 즐거움이 운동보다 우선순위에서 앞서는 것일지도 모른다.

현대 사회에는 근육은 더 삐쩍 마르고 짧아지게, 관절은 더 굳어지게 만드는 수많은 기제가 존재한다. 현대인은 의자, 엘리베이터, 에스컬레이터, 자동차, 전동킥보드에 이르는 모든 것들에 의지해서 가장 편안하게 하루를 보내는 것을 미덕으로 삼는다. 제임스 클리어는 《아주 작은 습관의 힘》에서, 삶의 어떤 모습이 바뀌려면 먼저 나의 정체성이 달라지고, 과정으로서 실천을 지속할 수 있는 시스템이 갖추어지면 결과가 드러난다고 이야기한다. 편안함만 찾는 생활 습관을 바꾸려면 나의 정체성 자체를 바꿔야 한다. 내가 삶을 바라보는 방식의 변화 없이 갑작스레 운동을 하려고 하면 작심삼일이 되기 쉽다. 지금까지 안락을 즐기는 사람이었다면 앞으로는 '나는 움직이는 사람이다'라는 새로운 정체성을 갖는 것이 중요하다.

더불어 '편안한 불편'이라는 개념을 이해해 볼 필요가 있다. 현재의 편안함을 잠시 포기하고 새로운 습관을 만들기 위해 약간의 불편함을 감수하는 마음가짐을 의미한다. 불편이 4~6주 지속되면 그때부터는 습관으로 굳어져 더 이상 불편함을 느끼지 않게 된다. 이런 사고의 변화를 통해 운동이나 활동을 '귀찮은 일'이나 '부담스러운 일'이 아닌, '나의 삶의 일부'로 인식하고 일상에 통합하는 것이 필요하다. 의자에 앉기보다는 서 있고, 엘리베이터나 에스컬레이터 대신 계단을 이용하고, 자동차보다는 자전거나 대중교통 또는 내 다리를 이용하는 습관을 들여보자.

'움직이는 사람'이 되는 법

우리의 삶에서 신체 활동과 운동을 적어도 얼마만큼 해야 하는지 감을 잡기 위해서는 국제적인 운동 가이드라인을 참고해볼 수 있다. 먼저 유산소 운동은 매주 중강도 운동을 최소 150분 하거나 고강도 운동을 75분 이상 하는 것이 좋다. 중강도 운동은 심박수가 빨라지고 숨이 가빠지지만 운동하면서 말은 할 수 있는 정도를 의미한다. 느린 수영, 빠른 걷기, 복식 테니스, 땀 흘리는 요가 등이 있다. 고강도 운동은 심장 박동이 많이 빨라지고 숨도 상당히 가빠지는 운동을 말한다. 달리기, 빠른 수영, 단식 테니스, 빠른 속도로 자전거 타기, 줄넘기, 고강도 인터벌 트레이닝 등이 있다. 또한 적어도 일주일에 두 번 이상 온몸의 근육을 자극하는 근력 운동이 필요하다. 유연성, 균형, 협응 등에 대해서는 기준이 정해져 있지 않지만, 가능한 한 자주 챙겨주는 것이 좋다. 권고 기준이 없는 까닭은 아무래도 이런 종류의 운동으로 얻는 이익은 숫자로 환산해서 연구 결과를 만드는 것이 어렵기 때문이다. 운동 시간을 꼭 한 번에 채울 필요는 없고, 반드시 헬스장에서만 해야 하는 것도 아니다. 오히려 일상에서 이런 활동을 행하는 삶의 태도를 만드는 것이 중요하다.

다음은 만성질환을 예방하고 근육 건강과 이동성의 내재역량을 유지하기 위해 50~60대가 실천해 볼 수 있는 운동 조합의 예시다.

① 내 몸을 교통수단으로 생각하고 일상에서 걷기를 실천한다. 하루에 7,000~8,000보 이상을 목표로 걷는다.

② 중강도 또는 고강도 운동을 주 2~3회 실천한다. 수영, 조깅, 달리기, 자전거 타기, 등산 등의 운동을 통해 심폐지구력뿐만 아니라 전신의 근육을 강화할 수 있다. 개인의 취향에 따라 종목을 선택하면 되는데, 되도록 여러 가지 운동을 섞어서 하는 편이 좋다.

③ 주 2회 이상 전신 근력 운동을 실시한다. 자신의 체중을 이용한 맨몸 운동(플랭크, 브릿지, 팔굽혀펴기 등)으로 시작한다.

④ ③에 더하여 코어와 둔근 운동은 매일 10~15분간 한다(220쪽 참고).

⑤ 가능하다면 매일 태극권, 기공, 요가 같은 정적인 운동을 10~20분 동안 실시하는 것이 좋다. 유연성과 균형, 협응에 도움이 되고 스트레스를 줄이는 효과가 있다.

⑥ 스트레칭을 매일 10~20분간 실시한다. 운동 특성에 따라서 ⑤와 ⑥을 합칠 수도 있다.

운동의 종류가 많고 복잡하다고 생각할 수도 있다. 하지만 심폐지구력과 순발력, 유연성, 균형, 협응 등 이동성 내재역량의 다양한 요소들을 모두 놓치지 않고 자세와 움직임에 불균형이 쌓이는 것을 예방하기 위해서는 이런 다양한 운동이 크게 도움이 된다. 이렇게 운동을 억지로 실천하려면 스트레스를 받고 몸도 너무 힘들다고 말하는 사람이 많다. 하지만 운동을 하면 할수록 이동성의 내재역량이 빠르게 개선되며, 도파민과 엔돌핀의 영향으로 오히려 즐거움과 행복을 느낄 수 있다. 즉 스트레스가 쌓이지 않고 오히려 풀린다.

피곤해서, 체력이 부족해서 운동을 못 하겠다는 사람에게 하고 싶은 말은, 그럴수록 지금 당장 더 움직여야 한다는 것이다. 움직임이 부족할수록 체력은 더욱 떨어지고 그로 인해 운동할 의지도 줄어든다. 이런 악순환이 고착되면 그 끝에는 침상 생활이 기다리고 있다. 이 악순환에서 빠져나올 수 있는 유일한 방법은 몸을 움직이고 운동하는 것이다. 결국 발상의 전환이 필요하다. 우리의 정체성을 '움직이는 사람'으로 인식하고, 이에 걸맞은 삶의 방식을 택해 이를 일관되게 실천해야 한다. 실천이 지속될수록 예상치 못했던 선순환을 경험하며 움직임을 만들어 내는 삶을 점점 더 즐기게 될 것이다.

NOTE

1. 운동은 한 번에 시간을 채울 필요도 없고, 헬스장에서만 해야 하는 것도 아니다. 의자에 앉기보다는 서기, 엘리베이터나 에스컬레이터를 이용하기보다는 계단으로 다니기, 자동차보다는 자전거나 대중교통 또는 내 다리를 이용하기 등 일상에서 움직임을 행하는 삶의 태도를 만드는 것이 중요하다.

2. 만성질환을 예방하고 근육 건강과 이동성의 내재역량을 유지하기 위해 50~60대가 실천할 수 있는 운동은 다음과 같다.
   ① 일상에서 하루에 7,000~8,000보 이상을 목표로 걷는다.
   ② 수영, 조깅, 달리기, 자전거 타기, 등산 등 중강도 또는 고강도 운동을 주 2~3회 실천한다.
   ③ 플랭크, 브릿지, 팔굽혀펴기 등 자신에 맞는 전신 근력 운동을 주 2회 이상 실시한다.
   ④ 코어와 둔근 운동은 매일 10~15분간 한다(220쪽 참고).
   ⑤ 가능하다면 매일 태극권, 기공, 요가 같은 정적인 운동을 10~20분 동안 실시한다.
   ⑥ 스트레칭을 매일 10~20분간 실시한다.

3. 움직임이 부족할수록 체력은 더욱 떨어지고 그로 인해 운동할 의지도 줄어든다. 이런 악순환이 고착되면 그 끝에는 침상 생활이 기다리고 있다. 이 악순환에서 빠져나올 수 있는 유일한 방법은 몸을 움직이고 운동하는 것이다.

노화와 관련한
소소한 궁금증 I

Q 어릴 때 성장이 느렸던 사람은 노화도 느릴까?

A 성장 호르몬의 작용은 성장, 대사, 그리고 체성분에 영향을 주는데, 이는 장기적으로 노화의 속도나 수명과도 연관되어 있다. 동물과 사람에게 성장 호르몬 부족은 성장이 더디고 성숙이 지연되며 체격이 작아지는 결과를 가져온다. 하지만 성장 호르몬이 조절된 실험동물 연구를 보면, 성장의 지연은 장기적으로 노화의 지연과 수명의 증대로 이어지는 결과가 관찰되기도 한다. 성장 호르몬은 기전적으로 인슐린-인슐린 유사 성장인자IGF 경로와 엠토르mTOR 경로로 연결된다. 이 두 경로는 앞서 말했듯 노화 속도를 가장 크게 좌우하는 가속페달이기도 하다. 다양한 동물 종에서 성체의 체격(성장 호르몬 노출 정도를 반영)이 큰 것은 수명이 짧은 것과 연관되어 있다. 인슐린-인슐린 유사 성장인자IGF 경로의 기능이 현저히 떨어지는 실험동물은 수명이 아주 길기도 하다. 이런 증거들을 종합하면, 어릴 때 성장

이 느렸던 사람은 노화도 느리게 경험할 가능성이 있다. 하지만 사람은 제한된 환경에 노출된 실험동물이 아니다. 긴 세월 노화를 경험하는 동안 생활 습관을 비롯한 다양한 환경적 요인에 노출된다. 따라서 어릴 때 성장 속도가 느렸던 사람이 반드시 노화가 느리게 진행될 것이라는 일방적인 결론을 내리기는 어렵다.

Q 동안인 사람은 노화가 더디게 일어나는 걸까?

A 어느 정도는 그럴 가능성이 있다. 알고리듬을 통해 얼굴의 나이를 계산하는 연구들이 중년기와 노년기의 인구 집단을 대상으로 다수 진행되었는데, 얼굴 나이가 젊은 사람들은 생물학적 나이도 더 어리게 측정되는 경향이 있었다. 유전적 요인, 생활 습관, 환경적 요인 등은 모두 우리의 외모에 영향을 미친다. 특히 피부는 외부에 직접 노출되기 때문에 환경적 요인에 민감하게 반응하며, 이는 외모에 큰 영향을 미칠 수 있다. 햇빛, 스트레스, 식습관, 수면 부족, 음주, 흡연 등 피부 노화를 가속하는 요인은 또한 생물학적 노화 속도에 영향을 주는 인자이기도 하다. 따라서 얼굴 나이는 우리의 생물학적 나이와 상당히 연관되어 있을 가능성이 높다. 하지만 동안의 정도는 타고 나는(또는 시술이나 수술에 의해서 수정되는) 조건에도 영향을 많이 받는다. 따라서 인구 집단 평균이 아닌 개인적인 측면에서는 어떤 이가 동안, 노안이라고 해서 저속노화나 가속노화를 경험하고 있다고 속단할 수는 없다.

PART 4

뇌 건강 지키기

호흡부터 스트레스 관리까지, 뇌와 몸의 연결성을 이해하라

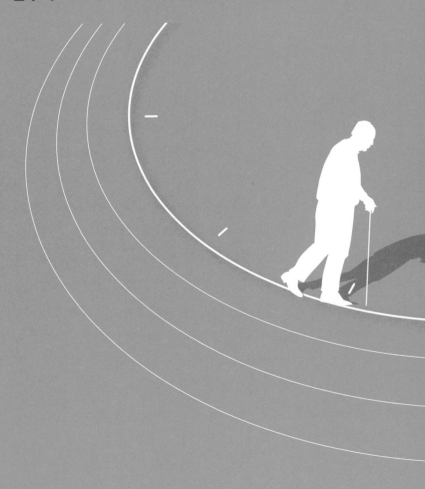

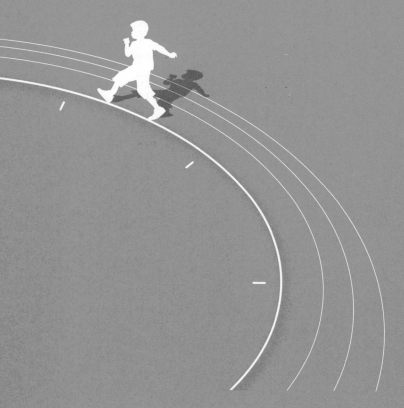

잠이 부족하면 인지 기능과 판단력, 자제력, 집중력이 떨어지고 스트레스 호르몬 수치가 오른다. 이에 따라 단순당과 정제 곡물, 술, 담배 등에 대한 욕구가 치솟는데, 이때 만약 정크푸드라도 섭취한다면 가뜩이나 증가한 스트레스 호르몬에 인슐린 저항성마저 생겨 있으니 혈당은 더욱 치솟게 되고, 췌장은 더 많은 인슐린을 분비해 각종 문제를 일으킨다. 이외에도 수면 부족은 대사 질환, 고혈압, 만성 염증, 암, 노화, 노쇠 등 건강의 매우 다양한 요소에 영향을 미친다. 이번 파트에서는 치매, 수면, 스트레스 등 뇌에서 일어나는 문제를 알아보고 값비싼 신약보다 효과가 좋은 예방법까지 소개한다.

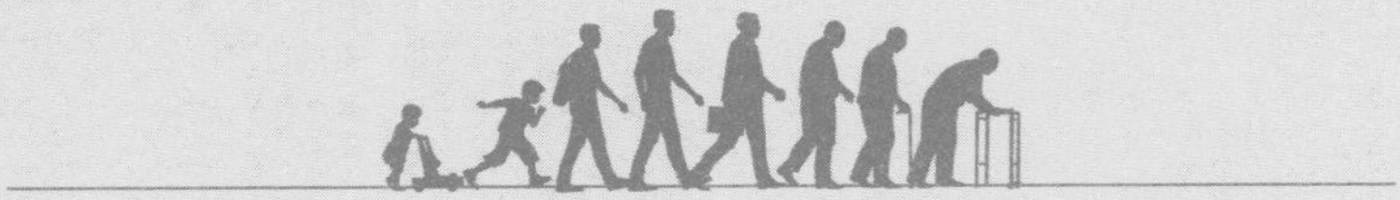

치매라는 막연한 두려움

• 생활 습관을 전면적으로 바꿔라 •

✎ 55세 남성 이민기 씨는 지난 몇 년간 직장에서 관리자로 일하며 상당한 스트레스를 받았다. 40대까지는 자전거 타기, 등산 같은 운동도 자주 하는 편이었으나 최근에는 일이 너무 바빠 주말까지 출근하는 날이 많았다. 스트레스로 밤에는 잠을 이루기가 어려웠고, 자기 전에 술을 찾는 빈도도 잦아졌다. 그러다 약 1년 전부터는 기억력이 예전 같지 않음을 느꼈다. 일정을 깜빡깜빡하고, 열쇠나 지갑을 놓아둔 위치를 자꾸 잊기도 했으며, 아내와의 대화 도중 종종 아내가 이야기한 내용을 기억하지 못하는 상황도 있었다. 이런 일이 반복되면서 치매에 걸린 것 아닌가 하는 걱정으로 간단한 인지 기능 검사를 받았지만 정상 범위였다. 주변의 동년배 친구들과 이야기해 보니

건망증으로 비슷한 고민을 하는 이들이 많았다. 그들에게 '뇌 영양제'로 알려진 약을 추천받고 이민기 씨도 '뇌 영양제'를 처방받아 복용하기 시작했다. 하지만 몇 달이 지나도 별다른 차도가 없자 이러다가 정말 치매로 진행하는 것이 아닐까 걱정이 들어 노년내과 진료실을 찾았다.

바야흐로 100세 시대가 되면서 많은 사람이 '건강하지 않게 오래 사는 것'에 대한 공포를 느낀다. 그중 가장 두려워하는 것은 아무래도 긴 시간 동안 돌봄을 받으며 지내야 하는 치매이다. 아직 확실한 치료제가 없다는 점도 두려움에 한몫 거든다. 그렇다면 장년기, 노년기에 기억력이 떨어지는 원인은 무엇일까?

첫째, 노화로 인해 또는 스트레스가 많거나 일시적으로 뇌에 과부하가 걸려서 생기는 건망증이 있다. 이 경우는 뇌의 기억을 담당하는 해마 자체에 문제가 생긴 것은 아니므로, 대개 힌트를 주면 잘 기억나지 않는 것들을 떠올릴 수 있다. 둘째, 기억력이나 전반적인 두뇌의 기능이 유의미하게 감소했지만 일상생활에 명확한 지장은 없는 경도인지장애mild cognitive impairment, MCI가 있다. 셋째, 기억력이나 전반적인 두뇌의 기능이 감소했을 뿐만 아니라 일상생활에도 지장이 있으면 치매라고 진단하게 된다.

이런 치매의 스펙트럼과는 조금 다른 것으로 가성치매, 인지노쇠 등 몇 가지가 더 있다. 가성치매는 주로 우울증으로 인해 발생하는 인지 기능의 변화로, 원인인 우울증이 개선되면 인지 기능도 개선되는 경우가 많다. 인지노쇠는 가성치매와 비슷하다고 볼 수 있는데, 뇌 자체가 많이 노화된 것보다는 몸을 움직이는 이동성 내재역량이 좋지 않고 영양 섭취도 나빠지면서 신체, 인지 기능이 같이 나빠지는 상황을 말한다. 이때는 신체 기능과 활동, 영양을 개선하면 인지 기능이 회복되기도 한다. 이 외에 인지 기능을 떨어뜨리는 여러 가지 약을 장기 복용해 발생하는 약제 원인 인지 기능 저하, 뇌척수액의 순환이 잘되지 않아 발생하는 정상 압수두증 등이 비교적 흔한 편이다. 치매에도 다양한 종류가 있고 발병 메커니즘이 다르지만, 이 책은 예방에 집중하므로 더는 자세히 다루지 않는다.

'뇌 영양제'와 '치매약'의 이면

치매를 예방하기 위한 목적으로 '뇌 영양제'는 과연 효과가 있을까? 진료실을 찾는 분 중에도 건망증을 걱정하며 '뇌 영양제'를 처방받고 싶어 하는 분들이 꽤 많다. 그런데 '뇌 영양제'로 소문이 나 있는 성분이 효과를 보인 연구는 중등도 이상의 치매를 앓고 있는 환자를 대상으로 이루어졌다. 치매가 없는 사람에 대한 효과성은 입증된 바가 없는 약이다. 그리고 사람들이 이름 붙인 것처럼 '영양제'라면 부작용이 거의 없어야 한다. 하지만 식품의약안전처에 따르면 이 약은 잠재적인 부작용으로 구역, 불면, 적개심, 신경질, 경련까지도 일어날 수 있어 의사가 사려 깊게 검토해서 처방해야 하는 '전문의약품'에 해당한다. 서울대학교병원 연구진들의 빅데이터 분석에 따르면 이 약을 처방받는 것은 뇌졸중, 뇌경색, 뇌출혈의 위험성과도 연관되어 있다. 결국 '뇌 영양제'가 건망증을 경험하는 중장년층의 건강한 사람에게 의미 있는 도움을 줄 가능성은 별로 없다.

최근에는 치매 치료 신약에 대해 묻는 환자도 늘었다. 그중 '레카네맙'은 알츠하이머병을 일으키는 주요한 요인으로 오랫동안 지목되었던 뇌 아밀로이드반을 표적으로 삼는 치매 치료제다. 초기 알츠하이머 환자 1,795명을 대상으로 18개월 동안 약제를 투약한 경우 가짜 약을 투여한 위약군에 비해 27%가량 인지 기능 악화 속도가 저감되었다. 하지만 이 약을 투여한 21.3%가 부작용으로 알려진 뇌부종 등을 경험했고, 기전적으로 뇌출혈의 위험성을 증가시킬 수 있는 것도 알려져 있으며, 이와 연관된 뇌출혈 사망 사례들이 보고되고 있다. 그 때문에 실용화가 되어도 여러 동반 질환이 많은 노인을 대상으로 임상 현장에서 사용하기에는 아무래도 까다로운 약일 수밖에 없다. 이 책을 쓰는 동안에도 치매 신약들이 계속해서 발표되고 있다. 레카네맙보다 강력한 효과의 약도 나오고 있지만, 기본적인 기전은 비슷해서 유사한 부작용이 있고 가격도 비싸다. 머지않은 미래에 주사 한 대로 치매를 예방할 수 있을 거라고 생각하기는 아직 이르다.

부작용 없고
돈 들지 않는 치매 예방약

사실 우리는 별다른 부작용 없이 값비싼 신약을 능가하는 효과를 우리 삶에서 얻는 방법을 알고 있다. 각국의 치매 연구자로 구성된 랜싯위원회가 2024년 발표한 내용에 따르면, 다음 열네 가지의 인자를 개선하면 전체적으로 치매 발병을 45%까지 지연시키거나 예방할 수 있을 것으로 평가했다. 우선 아동·청년기에 교정할 수 있는 것은 낮은 교육 수준(5%, 숫자는 기여하는 정도)이 있다. 그리고 중년기에 중점적으로 살펴볼 것은 난청(7%), 높은 LDL 콜레스테롤(7%), 우울증(3%), 외상성 뇌 손상(3%), 신체 활동 부족(2%), 당뇨(2%), 흡연(2%), 고혈압(2%), 비만(1%), 과음(1%)이 있다. 노년기에는 사회적 고립(5%), 대기오염(3%), 시력 손실(2%)을 꼽았다. 이 결과를 보고 '알코올은 1%밖에 안 되니 걱정하지 말아야지'라는 생각을 하면 안 된다. 이는 인구 집단에서의 기여분을 본 것이고, 개인의 수준에서는 과음 한 가지만으로도 알코올성 치매를 일으킬 수 있다.

삶의 방식과 생활 습관은 다면적이고 광범위한 선순환과 악순환을 만들기 때문에 이를 바꾸면 큰 효과를 가져올 수 있다. 미국의 치매 전문 의사인 딘 세르자이, 아예사 세르자이는 《죽을 때까지 치매 없이 사는 법》에서 적절한 영양Nutrition, 운동Exercise, 긴장 이완Unwind, 회복 수면Restore, 두뇌 최적화Optimize를 묶어 'NEURO(뉴로) 플랜'으로 칭하며, 이 모든 요인이 건강한 방향으로 개선되면 이미 상당한 인지 저하를 겪고 있는 사람도 큰 폭으로 삶의 질과 기능이 개선될 수 있다고 이야기한다. 뉴로 플랜의 요소들은 서로 영향을 준다. 예를 들어 만성적 수면 부족은 그 자체로 인지 기능을 떨어뜨릴 뿐 아니라 혈압을 올리고, 인슐린 저항성을 악화시키며, 스트레스 수준을 높이고, 근육 건강이 유지되기 어렵게 만든다. 또한 인슐린 저항성은 부종이 생길 확률과 수면 무호흡의 가능성을 올리며, 만성적으로는 스트레스 호르몬 수치를 높이고 이에 따른 일종의 과각성 상태를 만들어 수면의 질을 다시금 떨어뜨린다. 앞서 랜싯 위원회가 꼽았던 주요 인자 또한 이처럼 악순환의 고리를 만드는 특성이 있다. 그래서 삶의 요소를 더 건강한 방향으로 설계하는 것이 중요하다.

이 책은 100세까지 노화 속도를 더디게 만들고 노쇠를 예방하는 방법을 안내하는 것이 핵심 목표인데, 그 구체적인 내용은 '뉴로 플랜'을 포괄하고 있다. 영양과 운동에 대해서는 앞서 파트 2,

3에서 자세히 설명했다. 긴장 이완, 회복 수면, 두뇌 최적화에 대해서는 이번 파트에서 자세히 다룬다. 이렇게 전면적인 생활 습관 개선이 필요하다고 말하면 '몰라서 못 하는 게 아니다'라고 말하는 사람이 많다. 의사들도 생활 습관은 어차피 개선될 수 없는 것으로 생각하고 교육과 설득에 노력을 기울이지 않는 경우가 많다. 하지만 전면적인 생활 습관 개선은 실천에 이르면 사실 번거롭고 귀찮은 것이 아니다. '뉴로 플랜'을 실제로 삶에 적용해 본 사람, 선순환의 효과를 한 번이라도 경험한 사람은 몇 달 안에 전면적인 삶의 질 개선을 느끼며, 귀찮음보다 즐거움을 느낀다. 그래서 웬만해서는 이전의 삶으로 돌아가지 않는다. 진료실을 찾았던 이민기 씨는 '뉴로 플랜'에 기반해 음주 습관, 수면 습관, 운동 습관, 식사 습관을 정비했다. 한 달 만에 몸무게가 4kg 빠졌고, 하루종일 구름 낀 느낌이 들던 머릿속의 불편감도 사라졌다. 업무 효율도 좋아지고 스트레스도 이전보다 훨씬 덜 받게 되었다. 물론 잠도 더 푹 잘 수 있게 되었다.

생활 습관 개선의 의지가 잘 생기지 않는다면 돈이나 약효로 바꿔서 생각해 보는 것도 좋다. 매일 저녁 한 잔씩 술을 들이킬 때마다 '뇌 독' 또는 '치매 생기는 약'을 먹는다고 생각하고, 반대로 운동을 하거나 건강한 식사 습관을 챙기는 것은 부작용 없는 '치매 예방약'을 먹는다고 생각하는 것이다. 미국 러시Rush 대학의 연구에 따르면 인지 기능 개선에 특화된 지중해 식사(MIND 식사,

141쪽)를 잘 준수하는 사람은 반대로 해로운 식사를 지속하는 사람에 비해 인지 기능 감소 속도가 75%나 느려지는 효과를 보였다. 알츠하이머 신약 '레카네맙'보다 거의 세 배나 큰 효과인 셈이다. 참고로 2023년 '레카네맙'의 연간 약제비는 2만 6,500달러(약 3,300만 원)로 결정됐다고 한다. 그러니 식사만 확실히 개선하면 일 년에 몇천만 원을 버는 일이라고 생각해 보면 어떨까? 사실 꿈의 치매 치료제는 이미 우리 곁에 다가와 있다.

1. 100세 시대가 되면서 사람들이 가장 두려워하는 것은 치매다. 장년기, 노년기에 기억력이 떨어지는 데에는 다양한 원인이 있다.

   ① 노화 자체, 또는 스트레스가 많거나 일시적으로 뇌에 과부하가 걸려서 생기는 건망증

   ② 기억력이나 전반적인 두뇌의 기능이 유의미하게 감소했지만 일상생활에는 명확한 지장이 없는 경도인지장애

   ③ 기억력이나 전반적인 두뇌의 기능이 감소했을 뿐만 아니라 일상생활에도 지장이 있는 치매

   ④ 우울증으로 생기는 가성치매, 신체 활동 저하 등으로 생기는 인지노쇠 등

2. 흔히 '뇌 영양제'로 불리는 약이나 최근 발표된 치매 신약들은 효과가 입증되지 않거나 부작용이 있는 등 뇌 건강을 위한 만능열쇠가 아니다.

3. 치매약보다 더 효과가 좋고 부작용도 없으며 비용 부담도 없는 방법은 생활 습관 개선이다. 각국의 치매 연구자로 구성된 랜싯위원회 발표에 따르면, 다음의 인자를 개선하면 치매를 40%까지 지연시키거나 예방할 수 있다.

   - 중년기 : 난청, 외상성 뇌 손상, 고혈압, 과음, 비만
   - 노년기 : 흡연, 우울증, 사회적 고립, 대기오염, 신체 활동 부족, 당뇨병

모든 노력의 전제 조건, 수면

• 나에게 필요한 수면 시간을 찾아라 •

지금까지 이 책을 읽은 독자라면 잠이 노화 속도를 느리게 만드는 데에 왜 그렇게 중요한지 충분히 이해할 수 있을 것이다. 이 관계를 잠을 중심으로 다시 정리해 보자.

먼저 잠이 부족하면 스트레스 호르몬 수치가 오르고, 판단력과 자제력, 집중력을 담당하는 전두엽 기능이 떨어진다. 이에 따라 다음 날 단순당과 정제 곡물, 술, 담배에 대한 욕구가 치솟게 되는데, 이때 만약 정크푸드라도 섭취한다면 가뜩이나 증가한 스트레스 호르몬 수치에 인슐린 저항성마저 생겨 있으니 혈당은 더욱 치솟고, 췌장은 더 많은 인슐린을 분비한다. 인슐린이 분비되면 우리 몸은 소금과 물을 품고 있으려고 한다. 그로 인해 하루 동안

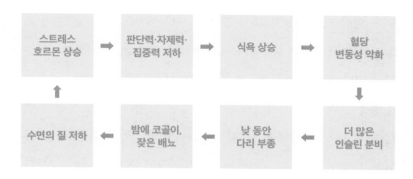

수면 부족의 악순환

다리에 부종이 생기고, 밤에 자려고 누우면 이 부종은 얼굴 쪽으로 올라와 코골이를 만들거나 밤에 소변을 더 자주 보게 된다. 혈압이 오르는 것으로 멈추지 않고 이 모든 일은 다시 수면의 질을 떨어뜨려 다음날에도 악순환이 계속된다. 스트레스 호르몬과 인슐린 저항성은 근력 운동의 효과가 나타나는 것도 방해한다. 그래서 잠이 부족하면 좋은 음식을 먹고 운동을 꾸준히 해도 근육은 늘지 않고 배가 나온다. 수면은 인슐린 저항성, 대사 질환, 고혈압, 만성 염증, 암, 노화, 노쇠 등 건강의 매우 다양한 요소와 연관되어 있다.

뇌에는 어떤 영향을 줄까? 지난 20년간의 연구를 통해 수면 부족은 인지 기능을 떨어뜨리는 데 아주 강력한 조건이라는 것이 확실해졌다. 수면 부족은 대뇌 기능을 즉각적으로 떨어뜨리는데, 특히 전두엽 기능에 영향을 주어 집중력, 장단기 기억력, 판단 능력이 모두 나빠진다. 하룻밤을 꼬박 새우면 혈중알코올농도 0.08%(면허 취소는 0.1%)와 비슷한 정도의 집중력 장애가 생긴다. 꼬박 새우지 않고 조금씩 오랜 기간 잠을 줄이는 것도 비슷한 영향을 준다. 원래 7시간을 자야 하는 사람이 매일 한 시간씩 잠을 줄여 10일간 하루에 6시간만 자면 24시간 동안 잠을 안 잔 사람과 비슷한 수준의 집중력을 보인다. 결국 잠을 줄이며 공부나 일을 하는 것은 굳이 두뇌의 성능을 한참 떨어뜨린 상태로 꾸역꾸역 해나가는 격이다.

하지만 우리 사회는 안타깝게도 잠에 인색하다. 일찍 일어나는 새가 벌레를 잡는다는 격언처럼 성공을 원하는 사람은 더 일찍 일어나려고 노력하는 경우가 많다. 필립스가 2021년 세계 수면의 날을 맞아 수행한 조사에 따르면 한국인의 평일 평균 수면 시간은 6.7시간에 불과한데, 이는 OECD 회원국의 평균 수면 시간인 8.3시간에 한참 못 미치는 시간이다.

잠을 줄이면
일어나는 일

잠을 자는 동안에는 글림프glymphatic 시스템이라는 하수도가 치매의 원인이 되는 아밀로이드 단백질을 씻어내는 일을 한다.

자는 동안 오늘 있었던 일들이 머릿속에서 정리되고, 그중 일부는 해마에 장기 기억으로 저장된다. 이렇게 기억이 정리되는 일은 꿈을 꾸는 수면인 렘REM수면 과정에서 이루어진다. 수면 초반부에는 비렘수면이, 후반부에는 렘수면의 비중이 더 높은데, 억지로 새벽잠을 줄이는 습관이 들면 특히 기억이 저장되는 부분이 많이 지워지는 셈이다. 이런 일이 수십 년간 지속된 결과가 바로 치매이다. 영국에서 노인 8,000명을 대상으로 연구했더니, 6시간 이하로 자는 사람은 7시간 자는 사람보다 장기적으로 치매 진단을 받을 가능성이 30%가량 높았다. 또 다른 연구에서는 수면 시간이 5시간 미만인 경우 7시간 이상인 경우보다 기억력, 주의력을 포함한 인지 기능이 떨어져 있음을 보였다. 잠을 줄이면 우울과 불안도 악화된다. 치매, 우울, 불안은 수면 장애를 초래하는 흔한 원인이다. 여기서도 역시나 악순환이 발생하는 것이다. 잠을 아끼는 일은 단기적으로 뇌 성능을 떨어뜨리고, 장기적으로는 치매를 부르는 일이다.

사람의 몸은 어떤 방향으로 습관을 만들면 그것을 더 강화하는 특성이 있다. 취리히 대학의 스티븐 브라운Steven Brown 교수는 생쥐에게 수면 부족 환경을 만들었더니 점점 일주기 리듬(매일 일정한 시간에 잠이 들고 깨는 24시간의 주기)이 약해지는 것을 확인했다. 잠을 강제로 부족하게 만들면 제대로 잠들고 깨는 일이 더 어려워지는 것이다. 운동 부족으로 신체 기능이 약해지면 운동할 체력과 정신력이 모두 부족해지고 더 심한 운동 부족에 빠지는 것과 비슷하다. 그래서 잠은 아주 조심스럽고 소중하게 다뤄야 한다. 인지 기능을 해치지 않는 평균 최소 일일 수면 시간은 7~7.5시간이지만, 사람마다 유전적으로 수면 요구량이 다르다 (약 +-1시간). 그래서 6~8.5시간의 범위 안에서 자기에게 필요한 수면 시간을 찾아야 한다. 이론적으로는 알람 없이 일어나 커피 등 각성제 없이도 활력을 느낄 수 있을 만큼 자는 것이 충분한 수면이다.

좋은 수면을 위한
생활 습관

나이가 그다지 많지 않은데도 갑작스레 치매가 생긴 것 같다며 진료실을 찾는 분들이 있다. 기저 질환도 별로 없고, 뇌 사진을 찍어 봐도 별다른 이상 소견은 없다. 그런데 주관적으로 느끼는 인지 기능이 상당히 나빠서 일상생활이 어려울 정도이며, 높은 확률로 수면 이상이나 우울감, 불안이 동반된다. 자세히 면담을 해 보면 스트레스나 업무의 부담으로 잠을 줄이거나, 불면 증상을 경험하며 술이나 신경안정제를 만성적으로 사용하는 경우가 많다. 진단명을 굳이 붙이자면 일종의 가성 치매(가짜 치매)인 셈이

느리게 나이 드는 습관

다. 이런 사람은 수면의 양과 질을 늘리는 게 급선무다. 증상의 계기가 된 생활 속의 문제를 찾아내고, 그 원인을 치료하면서 수면제나 신경안정제의 양을 서서히 줄여간다. 이런 과정에서 수면의 패턴, 양과 질이 회복되면 환자가 호소하던 '치매 증세'도 좋아지는 경우가 많다. 몸과 마음이 모두 충분한 회복을 겪는 '회복 수면'의 위력이 그만큼 강력하다. 회복 수면을 확보하고 이를 통해 광범위한 선순환을 만들기 위해서는 다음과 같은 구체적인 방법을 활용해 볼 수 있다.

1) 규칙적인 운동

충분한 신체 활동은 잠에 제때 잘 드는 데에도 도움이 되고, 깊은 수면을 위해서도 좋다. 하지만 잠자리 직전의 격렬한 운동은 수면을 방해할 수 있다. 오후 시간에 햇빛을 보면서 야외에서 운동하면 수면에 도움을 주는 멜라토닌 분비를 촉진할 수 있다. 뼈, 근육 건강과 수면에 모두 좋은 방법이다.

2) 질 좋은 식사

MIND 식사(141쪽)나 이에 준한 식사를 한다. 혈당을 크게 변화하는 음식이나 짠 음식은 코골이나 폐쇄성 수면 무호흡증을 악화시키고, 야간에 소변을 자주 보게 만들 수 있다. 너무 배부른 상태에서 잠자리에 드는 것은 좋지 않다. 카페인과 알코올도 수면의 질을 해칠 수 있으니 제한하는 것이 좋다. 카페인이 수면에 영향을 주는 정도는 사람마다 다르다. 평소 카페인에 영향을 잘 느끼지 않아도 잠을 이루는 데 어려움을 느낀다면 카페인 섭취 시간을 앞당기거나 양을 줄여본다.

3) 디지털 기기 제한

디지털 기기의 빛은 멜라토닌 분비를 방해하고 수면 패턴을 교란할 수 있다. 잠자리에 들기 전에 스마트 기기의 사용을 최소화하는 것이 중요하다.

4) 스트레스 관리

스트레스는 수면 문제의 주요 원인 중 하나이다. 긴장을 해소하는 데 도움이 되는 명상, 심호흡, 요가 등을 시도해 볼 수 있다. 호흡과 관련해서는 추후 자세히 소개한다.

5) 수면 환경 개선

어둡고 조용하며 온도가 적당한 방에서 잠을 자는 것이 좋다. 또한 편안한 침대와 베개도 수면의 질을 높이는 데 도움이 된다.

6) 수면 일기

자신의 수면 패턴을 파악하고 문제를 해결하는 데 도움이 될 수 있다. 언제 잠에 들었는지, 언제 깼는지, 밤중에 깼던 시간, 낮잠을 자거나 피곤했던 시간 등을 기록하면 생각하지 못했던 식사나 운동, 커피 등의 영향을 확인할 수 있다.

이렇게 수면 관련 생활 습관을 조절한 이후에도 문제가 계속 된다면(하루 종일 과도하게 졸리거나, 잠을 이룰 수가 없거나, 잠을 유지하기가 힘들거나, 코를 많이 골거나, 수면 중 비정상적인 움직임 이 있다면) 전문가의 도움을 받는 것이 좋다. 특히 수면 무호흡증 Obstructive Sleep Apnea, OSA으로 수면 중 호흡에 지장이 생기면 무기 력함, 기력 저하, 피로를 경험할 뿐 아니라 대사 질환과 심혈관계 질환이 악화될 가능성이 높고, 장기적으로는 인지 기능이 떨어질 수 있다. 수면 무호흡증이 확인되면 체중 감량, 운동, 식이 개선 등 이 책에 나오는 전방위적 노화 지연 중재뿐만 아니라 필요시 마우스피스나 양압기를 사용하는 등의 조치를 통한 관리가 필요하다. 그 외에도 하지불안증후군, 렘수면 행동장애, 주기성 사지 운동증 등 회복 수면이 어렵게 되는 여러 가지 질환들이 있다.

좋은 수면을 만드는 요소들은 상호작용하여 회복 수면을 완성하며, 좋은 수면은 노화 속도를 더디게 만든다. 좋은 수면 습관을 형성하면 집중력, 판단력, 기억력이 개선되고 우울감, 불안, 스트레스 수준이 감소한다. 이는 나아가 삶의 여러 영역에서 긍정적인 선순환을 만든다. 잠을 놓치면 공부를 열심히 해도 머리에 저장되지 않고, 운동을 해도 그 효과가 근육에 저장되지 않는다. 다이어트를 해도 식욕을 주체할 수 없고, 일할 때도 집중이 되지 않는다. 최근 이런 경험을 했다면 혹시 잠을 잊고 있었던 것은 아닌지, 다시 한번 점검해 보길 바란다.

1. 잠이 부족하면 공부를 열심히 해도 머리에 저장되지 않고, 운동을 해도 근육에 저장되지 않는다. 다이어트를 해도 식욕을 주체할 수 없고, 일할 때도 집중이 되지 않는다. 수면은 인지 기능, 인슐린 저항성, 대사질환, 고혈압, 만성염증, 암, 노화, 노쇠 등 건강의 매우 다양한 요소와 연관되어 있다.

2. 인지 기능을 해치지 않는 평균 최소 일일 수면 시간은 7~7.5시간이지만 사람마다 유전적으로 수면 요구량이 다르다(약 +-1시간). 6~8.5시간의 범위 안에서 자기에게 필요한 수면 시간을 찾아야 한다. 이론적으로는 알람 없이 일어나 커피 등 각성제 없이도 활력을 느낄 수 있을 만큼 자는 것이 충분한 수면이다.

3. 몸과 마음이 충분하게 회복되는 '회복 수면'을 위해서는 다음과 같은 생활 습관이 중요하다.

   1) 오후 시간에 햇빛을 보면서 야외에서 운동한다.

   2) MIND 식사(141쪽)나 이에 준하는 식사를 한다.

   3) 자기 전 스마트 기기 사용을 최소화한다.

   4) 명상, 심호흡, 요가 등을 통해 스트레스를 관리한다.

   5) 어둡고 조용하며 온도가 적당한 수면 환경에서 취침한다.

   6) 자신의 수면 패턴을 파악하기 위해 수면 일기를 써본다.

가속노화를 만드는 스트레스

• 마음챙김 명상으로 스트레스를 관리하라 •

사람은 일생을 살아가면서 여러 가지 스트레스에 노출된다. 싸우거나 혹은 도망치는fight or flight 생리학적 현상의 일환인 스트레스는 수렵 채취 사회에서 동물이나 사람이 생명을 위협하는 위기에 처했을 때 생존할 가능성을 높이는 방향으로 진화되었다. 흥분, 각성 효과가 있는 교감신경의 신경전달물질이기도 한 노르에피네프린에 의해 혈관이 수축되고 혈압이 오르는 이런 변화는 피를 흘리는 상황에서 뇌나 심장으로 혈액을 보낼 수 있도록 한다. 당질코르티코이드의 일종으로 '스트레스 호르몬'이라고 잘 알려진 코르티솔은 근육을 녹여 얻어낸 아미노산으로 포도당을 생성해 스트레스에 맞서 싸울 수 있도록 에너지를 만든다. 그러나 스트레스가 과도하거나 만성화되면 우리 몸에 비상사태를 선포해서 영양으로 섭취한 에너지를 지방으로 축적한다. 일종의 생존 반응으로 식욕이 증가하고, 소위 '당이 땡기는' 느낌이 들기도 한다.

현대 사회를 살아가는 우리는 학업, 주거의 안정, 경제적 상황, 가정이나 회사 등에서의 갈등, 출퇴근의 고통, 주차 공간의 걱정, 층간 소음 등 수많은 상황에서 정신적, 사회적 스트레스에 노출된다. 이들 요인이 과거처럼 물리적으로 생명을 위협하는 문제는 아니지만, 우리의 몸은 여전히 위급 상황에 대응하는 방식으로 스트레스에 반응하도록 설계되어 있다. 특히 언제 발생할지 예측할 수 없으면서 끝나는 상황이 확실치 않은 종류의 스트레스는 더욱 문제가 된다. 층간 소음이 아마 여기에 딱 맞는 예시일 것이다.

만성 스트레스와
가속노화

우리가 어떤 스트레스에 노출되면 노르에피네프린과 코르티솔 농도가 빠르게 올라갔다가 상황이 종료되면 곧바로 바닥까지 떨어진다. 여러 사람 앞에서 연설이나 노래를 하는 상황을 떠올려 보자. 직전까지는 가슴이 두근두근 뛰고 손바닥이 차가워지고 호흡도 가빠지지만, 상황이 종료되면 금세 원래대로 돌아간다. 노래나 연설은 내가 통제할 수 있는 상황이므로 대부분의 경우 반복해서 경험할수록 스트레스를 덜 받고, 능숙하게 해낼 수 있게 된다. 하지만 층간 소음이나 예측하기 어려운 고객 또는 상사의 분노에 계속 시달리다 보면 점점 만성적으로 교감신경과 코르티솔의 레벨이 상승해서 바닥까지 떨어지지 않는 상태가 유지된다. 이것이 바로 만병의 근원이라 불리는 '만성 스트레스'다.

요즘 '스트레스로 암 걸릴 것 같다'라는 말을 흔히들 한다. 기전적으로 코르티솔은 면역력을 떨어뜨리고, 같은 계열의 당질 코르티코스테로이드가 자가면역질환의 치료제로 쓰이니 틀린 말은 아니다. 만성 스트레스 상황이면 실제로 면역세포가 암세포를 제대로 제거하지 못할 가능성이 있다. 일부 연구에서는 스트레스가 미래의 암 발생 위험성을 증가시킨다는 것을 보이기도 했다. 이렇게 만성 스트레스에 의해 떨어진 면역력은 바이러스 감염을 더 취약하게 만든다는 것도 연구를 통해 알려졌다. 또한 코르티솔은 기억의 저장을 담당하는 해마뿐만 아니라 뇌 전체를 위축시킨다. 기억력, 집중력 등 여러 측면의 인지 기능을 떨어뜨리며, 전두엽 기능에 영향을 주어 여러 쾌락에 취약하게 만들고, 우울과 불안, 수면 장애를 일으킨다. 근육은 빠지고 복부 지방이 쌓이게 하기도 한다. 이런 스트레스는 만성화되면 '화병'이라고 부르는 상태로 이어질 수 있다. 우울감, 식욕 저하, 불면 등의 우울 증상 외에도 숨이 차다는 생각이 자꾸 들고, 가슴이 두근거리고 조이는 듯

하며, 손발이 차고 저린 느낌이 든다. 온몸이 아프고 목뒤에 이물이 있는 느낌이 들기도 하며, 심해지면 체중이 계속 빠지고 급격히 노쇠가 진행된다.

이쯤 되면 스트레스는 지금까지 살펴본 안 좋은 생활 습관-불면, 단순당과 정제 곡물 중독, 운동 부족-에서 일어나는 일을 다 모아놓은 것 같다는 생각이 들 것이다. 위에서 말한 모든 변화는 대사 질환과 관련된 전형적인 가속노화에서 관찰되는 내용으로, 만성 스트레스 분야의 연구자들은 '스트레스-유도 가속노화 가설'이라고 제시할 정도다. 스트레스 자체가 가속노화 인자이자, 가속노화를 만드는 여러 체내 요인과 환경 요인을 활성화한다. 실제로 스트레스에 노출된 사람에게 노화시계가 가속되어 있다는 여러 연구들이 발표되기도 했다.

스트레스 관리법

스트레스를 관리하는 것은 느리고 건강하게 나이 들기 위해 굉장히 중요하다. 다양한 스트레스 관리법을 통해 일상의 흐름을 주도하는 방법에 대해 알아보자.

1) 스트레스 원인을 줄인다

삶에서 발생하는 스트레스 요인과 계기가 무엇인지 파악하고 최소화하는 것까지 포함한다. 일상에서 어떤 요소들이 나에게 만성적이고 병적인 스트레스를 일으키는지 분석하고 이를 토대로 일상을 리모델링하는 것만으로도 많은 스트레스를 줄일 수 있다. 부정적인 사람 또는 상황이 문제라면 그것을 피하는 것이 도움이 될 수 있다. 부정적인 환경은 우리의 감정 상태를 불안정하게 만들고 스트레스 반응을 촉발하므로 이런 상황에서 벗어나기만 해도 큰 변화가 된다. 그러나 현실적으로 모든 스트레스 요인을 완전히 제거하는 것은 불가능하며 대부분의 만성 스트레스는 내가 어찌할 수 없는 경우가 많다.

2) 스트레스 대응법을 바꾼다

어쩔 수 없는 스트레스라면, 스트레스 반응을 조절하고 관리하는 데 초점을 맞춘다. 폭음으로 스트레스를 푼다거나, 스마트폰을 끊임없이 스크롤 하는 것은 언뜻 좋은 해소 방식으로 보이지만, 장기적으로는 몸의 스트레스 정도를 더 높이는 일이다. 머리를 비우고, 몸을 움직이고, 진짜 휴식을 취하는 것이 제대로 된 스트레스의 해소 방법이다. 그 방법으로 임상 연구를 통해서도 가치가 잘 알려진 것이 명상이다. 명상은 마음을 진정시키고, 현재의 순간에 초점을 맞추는 연습을 통해 스트레스 반응을 완화하도록 돕는다. 또한 명상을 연습하면 나의 생각과 감정을 명확하게 인식하고 이해하는 데 도움이 된다. 꾸준한 명상 훈련을 통해 우리는 스트레스 상황에 놓였을 때 이를 더 건강한 방식으로 대응할 수 있다.

가장 널리 사용되고 스트레스 개선의 효과가 잘 알려진 명상법으로 '마음챙김 명상'이 있다. 마음챙김 명상의 요소로는 크게 현재의 떠오르는 생각이나 몸 안팎의 감각기들을 통해 느껴지는 여러 가지 정보를 관찰하고 자각하는 것, 이러한 정보에 대해 판단하지 않고 있는 그대로 바라보고 수용하는 것, 현재 순간에 집중하는 것 이렇게 세 가지를 들 수 있다. 다시 말해 떠오르는 생각을 억제하려 애쓰지 않고 관찰과 자각의 과정을 통해 나의 마음이 현재에 머무르는 과정으로, 이는 과거를 끊임없이 떠올리는 반추의 생각과 미래를 걱정하는 불안의 생각을 다스리는 효과가 있다.

마음챙김 명상은 만성 통증이나 우울증, 불안, 외상후 스트레스장애, 알코올이나 약물 등 물질 사용 장애 등에서 유용성을 보이고 집중력, 작업기억력, 문제해결력을 개선할 수 있으며 심리적 스트레스의 상황에서 긍정적 자세를 유지하는 데 도움이 된다는 것이 여러 연구를 통해 밝혀졌다. 꾸준한 명상은 뇌의 연결성을 바꿀 수 있으며 스트레스 상황에서의 코르티솔 증가도 줄여줄 수 있음이 확인되기도 했는데, 결국 마음챙김 명상은 만성 스트레스의 가장 확실한 예방 및 치료 방법이라고 할 수 있다.

깊은 호흡을 연습하는 것도 스트레스 관리에 아주 유용하다. 깊은 호흡은 우리의 교감신경을 진정시키고 마음을 안정시키며, 스트레스 반응을 감소시킨다. 이런 노력이 따르면 자연스레 수면의 양과 질이 개선될 수 있다. 스트레스가 많아 숙면을 위해 술 한 잔이 꼭 필요하다면, 오히려 술을 내려놓고 호흡을 바라보아야 할 때라는 점을 인식하자. 이에 대해서는 뒤에서 더 자세하게 알아본다.

마음챙김 명상은 앉거나 누워서 해야만 하는 것으로 생각하는 사람이 많다. 하지만 서서 할 수도 있고(참장), 걷기나 달리기, 수영, 요가, 근력 운동, 스트레칭을 하면서도 실천할 수 있다. 특히 걷기는 30%가 피지컬(신체), 70%가 멘탈(정신)이라고 이야기하는 전문가들이 많을 정도로 스트레스 해소를 위해 좋은 활동이다. 이런 활동이나 동작을 하면서 호흡을 끊거나 긴장된 호흡을 하지 않고 떠오르는 생각을 바라본다. 생각을 억누르려 하지 않고 그저 바라보면 된다.

3) 사회적 활동에 참여한다

취미나 창작 활동, 종교 활동, 봉사나 사교 모임 등 사회적 활동은 스트레스를 줄이는 데 도움이 된다. 이러한 활동은 우리에게 또 다른 즐거움을 주고, 교감신경을 안정키는 데 도움이 될 뿐만 아니라, 일상의 스트레스로부터 잠시 벗어나는 시간을 제공한다.

4) 정신건강의학과 의사를 찾는 것을 주저하지 않는다

만성 스트레스가 우울, 불안, 여러 신체적 증상을 만들어 내는 동안 통증이나 소화 불량, 배뇨의 불편감 등 겉으로 드러나는 증상의 치료에만 급급한 경우가 많다. 이 경우 내시경, CT 등 온갖 검사를 받아 보아도 별다른 수확 없이 병만 키우게 된다. 선입견을 품지 말고 일찌감치 정신건강의학과 의사와 상담하는 것을 고려한다.

만성 스트레스는 약이 없다. 우리가 스트레스를 받지 않고 살 방법도 없다. 그렇기에 스트레스 관리는 단기적인 해결책이 아니라, 생활 방식의 일부로 지속적으로 실천해야 한다. 이를 통해 우리는 가속노화를 예방하고, 뇌 건강도 지킬 수가 있다.

1. 우리가 스트레스에 노출되면 흥분·각성 효과가 있는 노르에피네프린과 스트레스 호르몬인 코르티솔 농도가 빠르게 올라갔다가 상황이 종료되면 제자리로 돌아온다. 그러나 예측할 수 없는 스트레스가 반복되면 호르몬이 제자리로 돌아오지 못하는 상황이 발생해 몸은 항상 긴장 상태에 놓인다. 이것이 만병의 근원인 '만성 스트레스'다.

2. 지속적인 스트레스는 암 발생 위험을 높이고 면역력을 떨어뜨리며, 인지 기능 저하, 우울, 불안, 수면 장애 등과도 관련이 있다. 스트레스는 그 자체로 노화를 빠르게 하는 가속노화의 인자이자, 가속노화를 만드는 체내 요인과 환경 요인을 활성화한다.

3. 스트레스는 약이 없으며 우리가 스트레스를 받지 않고 살 방법도 없다. 생활 속에서 스트레스 관리를 실천하는 것이 중요하다.

    1) 스트레스 요인과 계기를 파악해 스트레스 원인을 줄인다.

    2) 마음챙김 명상이나 호흡을 통해 스트레스 반응을 조절하고 관리한다.

    3) 취미나 창작 활동, 종교 활동, 봉사나 사교 모임 등 사회적 활동에 참여한다.

    4) 정신건강의학과 의사를 찾는 것을 주저하지 않는다.

몸과 마음이 편안해지는 호흡법

• 느리고 깊게 호흡하라 •

호흡은 우리 몸과 마음의 건강을 유지하고 조절하는 데 필수적인 생리학적 행위다. 우리가 의식하지 않아도 횡격막은 계속 호흡하고 있다. 그래서 대부분 사람은 호흡이 가지는 중요성을 잊고 살아간다. 하지만 호흡은 몸과 마음을 연결하는 닻이며, 몸과 마음을 살필 수 있는 하나의 통로이다. 우리가 불안함을 느끼면 호흡은 얕고 빨라지는데, 이런 호흡은 스트레스와 불안을 더 심화한다. 반대로 깊고 느린 호흡은 우리 몸이 평온함과 안정감을 찾아가게 한다. 인류는 이 이치를 이해하며 아주 오랜 세월 동안 호흡을 바라보거나 때로는 조절하는 방법을 통해 마음을 다스리기 위해 노력했다.

여기서는 몸과 마음이 모두 편안해지는 여러 가지 호흡 방법에 대해서 알아본다. 가장 기본이 되는 것은 몸과 마음을 바라보는 자각 능력을 개선하고 스트레스를 완화할 수 있는 마음챙김 mindfulness 연습이다. 마음챙김에서는 호흡을 통제하지 않고 관찰한다면, 다른 호흡법들은 숨 쉬는 방법을 조절하기도 한다. 심호흡, 횡격막 호흡(복식호흡), 5:5 공명 호흡, 4:7:8 호흡 등은 모두 부교감 신경을 자극하며 스트레스가 많은 마음을 빠르게 가라앉히는 데 도움이 되는 방법이다.

일상에서 실천하는
7가지 호흡법

1) 마음챙김 명상의 호흡 바라보기

마음챙김 명상은 주변 환경이나 생각에 쉽게 흔들리지 않는 마음의 안정을 도모하고, 스트레스를 완화하며, 전반적인 행복감을 증진하는 데 도움이 된다. 마음챙김 명상에서는 호흡을 통제하지 않고, 자연스러운 호흡을 관찰하는 것이 중요하다. 짧게는 5분, 길게는 1시간 이상 호흡에 집중하는 훈련을 매일 습관화하면(공식 수련), 자연스럽게 일상생활에서도 그 순간에 집중하는 훈련(비공식 수련)이 가능해진다. 마음챙김 훈련은 정신없이 바쁜 삶에서 스스로를 돌아보고, 또 긴장 없는 상태로 돌아오기 위한 닻을 만들어 놓는 것과 같다.

편안한 자세 만들기: 긴장되지 않는 자세로 바르게 서거나 앉거나 눕는다. 눈을 감거나 절반쯤 뜰 수도 있고, 눈에 긴장이 없는 상태로 완전히 뜨고 있을 수도 있다. 입꼬리를 살짝 올려 아주 고요한 미소를 지어보면 목과 턱관절의 긴장이 해소되는 것을 느낄 수 있다.

호흡에 집중하기 : 들숨과 날숨에 집중한다. 코나 입으로 들어오고 나가는 숨의 느낌, 배나 가슴이 움직이는 느낌 등 호흡의 모든 부분에 주의를 기울인다.

생각 놓아두기: 생각이 여기저기 떠다니면 그냥 놓아둔다. 마음이 흩어지거나 다른 생각에 쉽게 사로잡힐 수 있다. 그럴 때는 부정적인 생각으로 판단하거나 통제하려고 하지 말고, 그저 호흡에 집중하던 것으로 돌아간다.

마무리하기: 마음챙김 명상은 30분, 1시간이나 그 이상도 할 수 있지만 반드시 오래 해야만 하는 것은 아니다. 처음에는 5~10분에서 시작해서 점차 시간을 늘린다. 마지막으로 심호흡을 몇 번

하고 명상을 마무리한다. 이후 천천히 눈을 열고 일상으로 돌아
간다.

호흡에 집중하는 것을 도와줄 방법으로 '수식관數息觀'을 활용
해 보는 것도 좋다. 숨을 세는 과정을 연습하는 것인데, 들숨에 1,
날숨에 2를 붙이기도 하고 들숨만 세거나 날숨만 세기도 한다. 하
나의 호흡 주기인 들숨과 날숨을 합쳐 1로 세는 방법도 있다.

2) 심호흡 deep breathing

심호흡은 일상에서 아주 잠깐의 짬만 나도 실천할 수 있는 호
흡법이다. 심호흡을 하면 우리 몸의 긴장이 풀리고, 심장 박동이
느려지고, 혈압도 낮아진다. 마음이 편안해지면서 스트레스와 불
안이 감소할 수 있다.

편안한 자세 만들기: 앉거나 서거나 누운 자세에서 긴장을 풀고,
눈을 완전히 또는 절반쯤 감는다.

깊게 숨 들이쉬기: 코로 느리고 깊게 숨을 들이쉰다. 공기가 가슴
과 배를 채우는 것을 상상하며 숨을 최대한 깊게 들이마신다. 너
무 긴장될 정도로 많이 들이마실 필요는 없다.

숨을 잠시 유지하기: 숨을 잠시 유지하고 감각에 집중한다. 자기 심박으로 세 박자 정도를 유지하면 된다.

숨 내쉬기: 입을 통해 가능한 천천히, 오랫동안 숨을 내뱉으려고 노력하며 내쉰다. 이때 모든 긴장감이 빠져나가는 것을 상상한다.

반복하기: 이 과정을 (시간이 허락한다면) 5~10분 동안 반복한다. 마음챙김 명상과 마찬가지로 숨 쉬는 패턴에 집중하며, 떠오르는 생각을 바라본다. 여러 생각들이 떠오를 것이다. 생각이 떠오르는 것을 알고, 호흡으로 다시 돌아온다.

3) 횡격막 호흡 diaphragmatic breathing

횡격막 호흡은 복식호흡이라고도 한다. 심폐 기능이 낮은 사람에게는 호흡 기능을 향상시켜 호흡 곤란을 줄일 방법이기도 하다. 몸과 마음의 긴장을 완화해서 스트레스와 불안을 줄이는 데도 도움이 된다. 배로 숨 쉬는 것을 잊은 사람은 이 연습을 통해 자연스러운 호흡을 되찾을 수 있다.

편안한 자세 만들기: 몸이 편안할 때 호흡이 자연스럽게 이뤄지므로, 우선 편안하게 앉거나 눕는다.

손을 배 위에 올려두기: 호흡을 잘 느끼기 위해 한 손은 가슴 위에, 다른 손은 배 위에 올린다.

깊게 숨 들이쉬기: 천천히 코로 숨을 들이마시면서 배가 부풀어오르는 것을 느낀다. 완전한 횡격막 호흡을 위해서는 가슴은 움직이지 않아야 하지만, 가슴이 움직이지 않도록 긴장할 필요는 없다.

숨 내쉬기: 코나 입으로 천천히 숨을 내쉰다. 이 과정에서 배가 수축하는 것을 느낄 수 있다.

반복하기: 이 과정을 5~10분 동안 반복하며 호흡에 집중한다.

4) 5:5 공명 호흡resonant breathing

5:5 공명 호흡은 호흡의 패턴을 조절해 몸과 마음을 이완하는 호흡법이다. 스트레스 감소와 심리적 안정뿐만 아니라 집중력을 높이는 데에도 도움이 된다고 알려져 있다. 호흡 패턴을 일정하게 유지하면서 깊이와 속도를 조절하는 것이 중요하며, 이렇게 함으로써 자율신경을 안정시킬 수 있다.

편안한 자세 만들기: 앉거나 서거나 누운 자세에서 긴장을 풀고,

눈을 완전히 또는 절반쯤 감는다.

숨 들이쉬기: 5.5초(또는 자기 심박수로 다섯 박자) 동안 코로 편안하고 깊게 숨을 들이쉰다.

숨 내쉬기: 5.5초(또는 자기 심박수로 다섯 박자) 동안 코나 입으로 편안하고 깊게 숨을 내쉰다.

반복하기: 이 과정을 (시간이 허락한다면) 5~10분 동안 반복한다. 마음챙김 명상과 마찬가지로 숨 쉬는 패턴에 집중하면서 떠오르는 생각을 바라본다. 여러 생각들이 떠오를 것이다. 생각이 떠오르는 것을 알고, 호흡으로 다시 돌아온다.

5) 4:7:8 호흡

4:7:8 호흡은 '휴식 호흡법' 혹은 '이완 호흡법'이라고도 불릴 만큼 스트레스와 불안을 완화하는 데 도움이 된다. 불면증을 완화하고 집중력을 향상하며, 5:5 공명 호흡과 마찬가지로 자율신경을 안정시킬 수 있는 것으로 알려져 있다.

편안한 자세 만들기: 앉거나 서거나 누운 자세에서 긴장을 풀고, 눈을 완전히 또는 절반쯤 감는다. 혀는 윗니 안쪽의 잇몸과의 경

계선에 편안하게 댄 상태로 얼굴, 목, 온몸의 긴장을 푼다.

숨 들이쉬기: 4초(또는 자기 심박수로 네 박자) 동안 코로 편안하고 깊게 숨을 들이쉰다.

숨을 잠시 유지하기: 숨을 들이마신 후 7초(또는 자기 심박수로 일곱 박자) 동안 유지한다.

숨 내쉬기: 8초(또는 자기 심박수로 여덟 박자) 동안 코나 입으로 편안하고 깊게 숨을 내쉰다.

반복하기: 위의 4-7-8 호흡 주기를 한 사이클로 하고, 한 사이클 이후 자신의 평소 호흡으로 잠시 돌아왔다가 사이클을 다시 시작하기를 반복하여 총 네 사이클을 호흡한다. 시간(초)을 지키기 위해 집착하면 긴장하게 되므로 시간을 꼭 맞출 필요는 없고, 4-7-8의 비율을 맞추는 것이 중요하다. 본인의 심장 박동수에 박자를 맞추는 방법도 좋다. 마음챙김 명상과 마찬가지로 숨 쉬는 패턴에 집중하면서 떠오르는 생각을 바라본다. 여러 생각들이 떠오를 것이다. 생각이 떠오르는 것을 알고, 호흡으로 다시 돌아온다.

6) 위스퍼 '하' 호흡

알렉산더 테크닉Alexander technique은 자세, 움직임, 그리고 호흡에 대한 습관을 개선하고 자연스러운 몸과 마음의 사용을 꾀하는 훈련법이다. 이 방법은 긴장을 풀어주고 자세를 개선하며, 통증을 줄이는 데 도움이 된다. 알렉산더 테크닉에서 사용하는 위스퍼 '하' 호흡은 특히 목과 후두의 긴장을 줄이고, 호흡을 개선하는 데 효과적이다. 이 기법은 호흡, 명상, 이완, 그리고 스트레스 관리 연습의 일환으로 사용할 수 있다.

세미-수파인semi-supine **자세 :** 누운 자세에서 무릎을 세운다. 이때 머리 아래에 작은 베개를 놓을 수 있고(책 두 권 정도를 쌓아서 놓아도 되는데, 사람마다 편안한 높이는 차이가 있다), 무릎 아래에는 베개 등을 이용해 다리를 편안히 지탱해도 된다. 손은 배나 갈비뼈 아래에 두어 호흡을 느낄 수 있도록 한다.

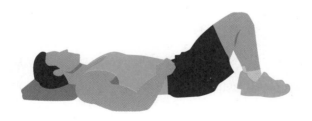

그림 22 세미-수파인 자세

휴식하기: 세미수파인 자세에서 마음챙김 명상과 같은 방법으로 잠시 호흡에 집중한다.

'하' 소리 만들기: 코로 부드럽게 숨을 들이마시고, 입을 통해 천천히 숨을 내뱉으면서 '하'라는 소리를 속삭이듯이 낸다. 이때 목과 목구멍은 편안하게 느껴져야 한다.

반복하기: '하' 소리를 내는 동안 몸의 다른 부분이 긴장되지 않도록 주의한다. 너무 과도하게 숨을 들이쉬거나 내쉬지 않고, 긴장되지 않는 범위 내에서 부드럽게 호흡을 반복한다.

7) 참장공

보통 마음챙김 명상은 앉거나 누워서 하는 것을 생각하게 되지만 달리면서 할 수도 있고, 수영을 하면서 할 수도 있고, 서서도 할 수가 있다. 그중 '참장(站椿, 서서하는 명상)'이라는 태극권이나 기공에서 흔히 하는 방법은 가장 널리 사용되는 서서 하는 명상 운동이다. 서서 하는 것이 앉거나 누워서 하는 명상과 뇌과학적으로 어떻게 다른지는 아직 연구된 바가 없지만, 코어 주변의 근육 균형과 자세를 정돈하는 데 추가적인 도움이 될 가능성이 있다. 특히 좌선 자세를 견디기 어려울 정도로 허리나 목이 안 좋은 사람에게 추천한다. 누워서 하는 명상에 비해 몸의 소리를 훨씬 더 다채롭게 들어볼 수 있고, 어디에 긴장이 되는지 느끼기 좋은 방법이다. 연습하면 할수록 호흡이 아래로 안정되고 코어 주변 근육 역시 편안해지는 것을 느낄 수 있다.

편안한 자세 만들기:

① 양발을 어깨너비로 벌리고 편안하게 선다. 눈을 완전히 또는 절반쯤 감는다.

② 턱을 살짝 당기고 머리가 하늘을 향한다고 생각한다.

③ 아주 높은 의자에 앉아있는 것처럼, 살짝 엉덩이로 앉는다. 이 단계를 통해 척추 정렬이 자연스럽게 된다. 이때, 동시에 무릎이 살짝 굽혀진다.

④ 목, 등과 어깨의 긴장을 푼다. 힘을 주고 자세를 유지하는 것이 아니다.

⑤ 팔을 편안하게 벌려 큰 인형이나 나무, 또는 공을 안는 자세를 만든다.

⑥ 눈과 턱에 힘을 빼고 시선을 수평으로 응시하며, 혀는 편안하게 입천장에 댄다.

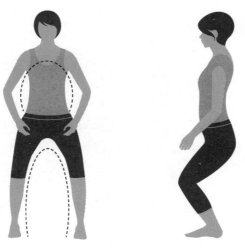

그림 23 참장의 긴장 없이 서는 자세

호흡하기: 편안하게 코로 숨을 내쉰다. 배와 횡격막의 움직임, 코로 드나드는 숨을 바라본다.

반복하기: 호흡을 반복하며 마음챙김 명상을 한다. 처음에는 5~10분으로 시작하고, 몸에 긴장이 줄어들면 한 번에 30~40분씩 하는 것이 가능해진다.

NOTE

1. 호흡은 우리 몸과 마음의 건강을 유지하고 조절하는 데 필수적인 생리학적 행위다. 우리가 불안함을 느끼면 호흡은 빠르고 얕아지고, 스트레스와 불안을 더 심화한다. 반대로 느리고 깊은 호흡은 우리 몸이 평온함과 안정감을 찾아가게 한다.

2. 가장 기본이 되는 호흡은 몸과 마음을 바라보는 자각 능력을 개선하고 스트레스를 완화할 수 있는 마음챙김 연습이다. 심호흡, 횡경막 호흡(복식호흡), 5:5 공명 호흡, 4:7:8 호흡 등은 모두 부교감 신경을 자극하며 스트레스를 가라앉히는 데 도움이 되는 방법이니 자신에게 맞는 호흡법을 찾아 꾸준히 실천한다.

느리게 나이 드는 습관

치매를 예방하는 인지 예비능

• 익숙한 것을 버리고 새로운 자극을 찾아라 •

앞서 이야기한 것처럼, 치매를 단순히 질병의 관점에서만 접근하면 확실한 예방약도, 치료제도 없다. 하지만 치매를 노화의 관점으로 바라보면 우리가 할 수 있는 일이 아주 많다. 관리할 수 있는 치매의 큼지막한 위험 인자로는 지금까지 이 책에서 다루었던 건강한 식사, 신체 활동, 절주, 금연, 수면, 스트레스 관리, 고혈압과 당뇨병 등의 만성질환 관리가 모두 포함된다. 결국 노화를 느리게 만들 수 있는 생활 습관을 유지하는 것 자체가 치매 예방약인 셈이다.

한편, 뇌와 관련해서 '인지 예비능'이라는 개념이 있다. 앞서 설명한 내재역량과 같은 개념인데, 마찬가지의 개념인 근력을 떠

올리면 이해하기 쉽다. 어떤 사람이 겨우 걸을 수 있는 정도의 근력을 가지고 있다고 치자. 이 사람이 폐렴에 걸려 며칠이라도 침대에 누워있게 되면 그 후 침대에서 일어나기가 어려워진다. 근력 유지를 위한 최소한의 활동이 어려워지니 더욱더 기능이 나빠질 것이다. 하지만 근력의 여유분(예비능)이 충분한 사람은 폐렴이 낫고 나면 금세 일상적인 신체 활동을 할 수 있다. 이때 걸을 수 있는 최소 근력과 현재 근력의 차이가 예비능이다. 마찬가지로 평생 다양한 방법으로 몸과 머리를 사용해 인지 기능을 지키면 인지 예비능이 높아지고, 추후 상당히 많은 아밀로이드 병변이 뇌에 쌓이고 뇌가 쪼그라드는 상황이 오더라도 기능적으로 치매까지는 앓지 않는다. 더 쉽게는 뇌의 통장 잔고라고 생각해도 좋다. 평생 이 통장 잔고를 풍부하게 만들어 놓으면 노화나 질병으로 어쩔 수 없이 뇌 기능이 떨어지는 상황이 발생하더라도 더 잘 견딜 수 있는 것이다.

실제로 많은 연구를 통해 평생 뇌를 어떻게 사용했는지에 따라 치매 발병이나 뇌의 구조적 변화에 영향이 있음이 보고되었다. 지도와 주소를 외워야 하는 런던 택시 기사의 뇌 해마가 매일 같은 코스를 도는 버스 기사의 해마보다 크다는 연구는 많이들 알고 있을 것이다. 복잡하고 어려운, 그래서 인지적으로 부담이 있는 직업을 가진 사람은 치매에 걸릴 가능성이 작다는 연구 결과도 있다. 미국 애리조나 대학의 로스 앤델Ross Andel팀의 연구에 따

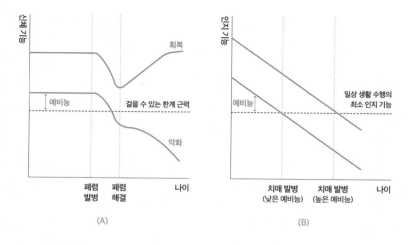

그림 24 **예비능의 개념** (A) 예비능이 높은 사람은 폐렴에 걸려 신체 기능이 떨어지더라도 낫고 나면 정상 수준을 회복하지만, 예비능이 낮은 사람은 병에서 회복돼도 신체 기능이 악화된다. (B) 마찬가지로 인지 예비능이 높은 사람은 나이가 들어도 치매에 걸릴 확률이 낮다.

르면, 사람을 관리, 상담하거나 고객을 접대하는 등 사람과 접촉하는 일을 하는 사람이나 정보를 수집하고 분류, 분석하는 일을하는 사람은 인지적으로 난이도가 낮은 직종의 사람에 비해 치매발생률이 평균 22% 낮았다.

인지 예비능을 저축하는 법

그렇다면 이미 장년기, 노년기에 접어든 사람은 이제 방법이 없는 걸까? 뇌는 한 번 고장이 나면 해결할 방법이 없다는 통념이 있다. 뇌와 신경이라는 하드웨어의 측면에서 뇌경색 등으로 조직이 손상을 입으면 손상된 조직이 큰 폭으로 재생되기는 어려운 것이 사실이다. 하지만 뇌는 새로운 정보나 경험에 노출되면 새로운 신경망의 연결성이 생기거나 기존의 연결성이 변화, 강화될 수 있는 능력인 신경 가소성plasticity이 있다. 비유를 들어 보자. A 도시에서 B 도시를 갈 때 처음에는 C라는 멀리 떨어진 도시를 경유하는 길만 있었다. 하지만 계속 A와 B를 오가다 보면 어느 날 직선의 경로가 생겨나는 식이다. 우리가 뇌를 사용하는 방식에 따라 이런식으로 회로의 효율성이 개선될 수 있다. 그런데 자연재해가 생겨서 A 도시와 C 도시를 이어주는 길이 막힐 수도 있다. 이때, A에서는 신경 가소성에 의해 만들어졌던 길을 따라 B 도시를 거쳐 C 도시를 갈 수도 있게 된다. 결국 신경 가소성을 이용해 인지 예비능을 높여 놓는 일은 뇌 기능에 문제가 생겼을 때를 대비해 안전망을 두껍게 하는 것이다.

인지 예비능은 지금이라도 우리가 몸과 마음을 어떻게 사용하느냐에 따라 변화할 수 있다. 아주 큰 관점에서 보았을 때, 인지 예비능을 늘리는 방법으로는 인지 활동, 신체 활동, 사회 활동이 있다. 인지 기능과 관련된 기존 연구의 결과를 종합해 보면, 복잡하고 정신적으로 부담이 되거나 불편함을 느낄 수 있는 인지적 과제를 꾸준히 수행했을 때 인지 기능이 개선되었다. 70~80대에도 아주 젊은 뇌를 가지고 있는 '수퍼에이저(아주 건강하게 늙는 사람들)'를 연구한 에밀리 로갈스키Emily Rogalski 교수 등에 따르면, 느리게 나이 드는 뇌를 가진 이들은 역시 신체 활동과 인지 활동, 사회 활동에 적극적이었다.

인지 예비능을 개선하는 것은 근력 운동과 비슷하다. 계단 오르기를 처음 시작할 때는 힘이 많이 든다. 하지만 근력이 좋아지면 점점 더 가뿐하게 계단을 오를 수 있고 운동량은 더 많아지며, 근력은 더 좋아지는 선순환이 생긴다. 인지 예비능을 개선하는 과정 역시 불편하고 힘이 들지만 습관화해서 꾸준히 하면 결국 큰 폭으로 개선된다. 머리 좋아지는 활동이라고 하면 흔히 퍼즐 풀기 같은 것을 떠올리지만, 놀랍게도 신체 활동 또한 인지 활동과 비슷한 수준으로 머리가 좋아지는 효과가 있다. 특히 유산소 운동의 효과가 좋다고 알려져 있으며, 그중 '댄스'는 인지·신체·사회 활동의 요소를 모두 향상하는 강력한 효과의 활동이다.

하지만 사람은 나이가 들면서 점점 익숙한 패턴의 일상생활을 반복한다는 점을 생각해 볼 필요가 있다. 로봇 청소기가 같은 경로로 청소를 반복하면 그 길만 반들반들해지고 나머지 부분에는 먼지가 쌓일 것이다. 오랜 시간 동안 한두 가지 운동만 반복하면 관절 가동 범위가 제한되고 몸의 협응 능력이 떨어지는 것과도 비슷하다. 그러므로 인지 기능 개선을 위해서는 내가 평소에 잘 하지 않던 활동을 찾아서 할 필요가 있다.

뇌 연구자들이 주로 인지 활동으로 분류하는 것으로는 독서, 컴퓨터 사용, 보드 및 카드 게임, 마작, 토론 참여, 글쓰기, 서예 및 그림, 수공예, 악기 연주, 주식 투자 등의 활동이 있다. 하지만 인지 예비능은 굉장히 다면적이므로, 우리가 해야 하는 활동은 크게 다음 세 가지의 균형을 고려하는 것이 좋다. 인지 예비능을 지킨다는 측면에서는 적어도 한쪽으로 치우치지는 않아야 한다.

1) 동적인 활동과 정적인 활동의 균형

의외라고 생각할지도 모르지만, 인지 기능 감퇴 속도를 느리게 하는 데 확실한 효과가 있는 것은 유산소 운동이다. 유산소 운동은 뇌에 풍부한 산소를 공급하고 신체 기능을 개선하며 노화와 연관된 모든 만성질환을 개선하는 효과가 있다. 걷기, 조깅, 수영, 자전거 타기 등을 하면 정신적으로 각성도를 높여주는 도파민, 카테콜아민이 분비되고, 뇌 유래 신경성장인자인 BDNF를 비롯한 여러 물질이 뇌 기능을 개선한다. 균형, 협응 등 머리를 잘 써야 하는 매우 동적인 활동이면서 인지적 효과가 잘 알려진 것으로 댄스가 있다. 댄스는 복잡한 움직임과 리듬, 그리고 공간 인지가 필요하므로 뇌의 여러 부분을 동시에 자극한다. 여기까지가 동적인 활동이라면, 정적인 활동으로는 서예나 그림 그리기, 조각, 뜨개질, 자수, 독서 등이 있다. 이러한 활동은 아주 미세한 운동신경을 사용하면서 동시에 창의력과 감성을 자극한다. 집중력을 향상하고 창의적 사고를 개발하며, 우리의 감정을 표현하는 도구로 작동할 수 있다.

2) 혼자 집중하는 활동과 사람과 상호작용하는 활동의 균형

인지 예비능을 증진하는 데는 혼자서 집중하여 수행하는 활동 뿐만 아니라, 다른 사람과 상호작용하는 활동도 큰 역할을 한다. 혼자서 집중하여 수행하는 활동, 예를 들어 퍼즐을 맞추거나 새로운 악기를 배우는 것 등은 개인의 집중력을 향상하고 문제 해결 능력을 개발하는 데 도움이 된다. 이러한 활동은 뇌의 특정 영역을 자극해 뇌의 신경 연결성을 강화한다. 한편 다른 사람들과의 상호작용은 사회적, 감정적 뇌 영역을 자극하는데, 이는 인지 예비능을 높이는 데 중요하다. 대화를 나누거나 토론, 그룹 활동을 수행하면 사회적 기술이 향상되며, 다른 사람들의 관점을 이해하고 공감하는 능력을 개발하는 데 도움이 되고, 우리의 뇌에 새로운 경험과 정보를 제공한다.

3) 수동적인 활동과 능동적인 활동의 균형

인지 예비능의 발전을 위해서는 수동적인 활동과 능동적인 활동의 균형을 맞추는 것도 중요하다. 수동적인 활동, 예를 들어 음악 감상이나 영화 감상 등은 뇌를 편안하게 하고 스트레스를 줄이는 데 도움이 된다. 하지만 TV 시청 같은 수동적인 활동에 너무 많은 시간을 사용하면 신체 활동이 줄어드는 부작용도 있다. 반면 능동적인 활동으로는 악기 연주나 노래 부르기, 요리하기 등이 있다. 새로운 기술을 배우거나 복잡한 문제를 해결하는 것은 뇌를 적극적으로 사용하도록 요구한다. 이러한 활동은 뇌의 신경 연결을 강화하고 인지능력을 향상하며, 인지 예비능을 높이는 데 강력한 도움이 된다.

인지 예비능을 보호하고 향상하는 것은 평생에 걸친 활동과 노력에 달려있다. 우리의 뇌를 새로운 경험과 자극에 노출하는 것이 중요한데, 이를 위해서는 나에게 익숙하고 마음이 편안해지는 뇌활용의 영역에서 벗어나는 노력이 필요하다. 두뇌를 적극적으로 사용하면서 다양한 인지적 활동에 참여하려는 열린 마음을 가져야 한다. 우리 사회에서 이야기하는 평생 학습이 결국 인지 예비능을 쌓아주는 길이기도 한 셈이다. 이런 자세에 기반한 꾸준한 인지 활동은 오랜 시간 동안 우리 뇌를 건강하게 유지하고 치매를 예방하는 데 도움이 된다. 여기에 더해 앞서 설명한 식사, 운동의 방법을 함께 실천하면 누구보다 인지 예비능 부자가 될 수 있다.

1. 몸의 근력과 같은 개념으로, 뇌에는 '인지 예비능'이 있다. 다양한 활동을 통해 인지 기능을 유지, 강화하면 인지 예비능이 높아지고, 나이가 들어 뇌 기능이 떨어져도 치매에 걸리지 않을 수 있다.

2. 뇌에는 신경망의 연결성을 리모델링할 수 있는 능력인 신경 가소성이 있어 장년기나 노년기에도 충분히 인지 기능을 향상할 수 있다. 인지 예비능을 늘리는 방법은 인지 활동, 신체 활동, 사회 활동이다. 인지 기능은 복잡하고 정신적으로 부담이 되거나 불편함을 느끼는 인지적 과제를 통해 상승한다. 그러므로 인지 기능 개선을 위해서는 내가 평소에 잘 하지 않던 활동을 찾아서 해야 한다.

3. 인지 기능이 한쪽으로만 발달하지 않도록 다음을 고려해 다양한 활동을 한다.
1) 동적인 활동(걷기, 조깅, 수영, 자전거 타기 등 유산소 운동, 댄스 등)과 정적인 활동(서예, 그림 그리기, 조각, 뜨개질, 자수, 독서 등)
2) 혼자 집중하는 활동(퍼즐 맞추기, 악기 배우기 등)과 다른 사람과 상호작용하는 활동(토론, 그룹 활동 등)
3) 수동적인 활동(음악 감상, 영화 감상 등)과 능동적인 활동(악기 연주, 노래 부르기, 요리하기 등)

사람과 사람 사이 관계의 힘

• '질 좋은 사회적 관계'를 만들어라 •

　사람은 사람과 서로 연결되어 관계를 형성하고 상호작용을 하면서 살아가는 사회적 동물이다. 매슬로A.H.Maslow는 욕구 단계 이론을 통해 사람에는 생리적 욕구, 안전의 욕구, 사회적 욕구, 자기 존중의 욕구와 자아실현의 욕구 등 5단계의 욕구가 있다고 이야기한다. 그러나 사회적 연결은 사회적인 존재로서의 욕구를 충족시키는 것 이상의 역할을 한다. 사회적 관계는 몸과 마음의 건강을 포함한 전반적인 내재역량을 유지하고 노화 속도를 더디게 만드는 데도 중요한 역할을 하기 때문이다. 또한 거미줄처럼 형성되는 사람 간의 관계는 사회적 자원을 만들고, 삶에서 안전망 역할을 한다. 특히 질병이나 노쇠, 기능 저하로 인해 돌봄 요구가 생겼을 때 돌봄을 주고받을 수 있는 주요한 경로이다. 사회적 활동이 건강 전반에 어떻게 영향을 미치는지 자세히 알아보자.

1) 사회적 활동과 정신 건강

활발한 사회적 활동은 정신적 건강을 유지하고 스트레스를 줄이는 데 큰 도움이 된다. 사람은 관계를 통한 소속감이나 유대감을 통해 정서적인 안정감과 안녕감을 얻을 수 있는데, 이러한 효과는 행복감을 유지하는 세로토닌이나 안녕감을 만들어 주는 옥시토신 같은 신경전달물질의 변화로 측정할 수 있다. 반면 사회적 자극이 부족하면 스트레스와 우울감, 불안감이 증가할 수 있고, 이러한 변화는 정서와 사회관계의 악순환을 만든다. 예를 들어 스트레스가 많고 우울, 불안이 심하면 사회관계가 위축된다. 그리고 사회관계의 위축은 다시금 우울, 불안을 악화시키는 요소가 된다.

2) 사회적 활동과 인지능력

사회적 관계의 위축은 뇌 기능에도 직접적인 영향을 미친다. 인간의 뇌는 다양한 자극과 경험을 통해 발달하고 유지되는데, 사회적 활동은 이러한 자극과 경험을 제공하는 중요한 요소다. 따라서 사회적 활동이 줄어들면 뇌는 자극에 적게 노출되고 그 결과 인지능력이 저하될 수 있다. 사회적 관계가 스트레스라고 생각할 수도 있지만, 사람을 상대하는 일을 직업으로 가졌던 사람들은 치매에 걸릴 가능성이 낮다는 연구 결과도 존재한다. 결과적으로 사회적 활동은 인지 예비능을 개선할 여지가 있다.

3) 사회적 활동과 신체 건강

사회적 활동에는 신체 활동이 따르는 경우가 많다. 사회적 활동이 감소하면 운동량도 감소할 수 있어 신체 건강에도 부정적인 영향을 미치는 것이다. 문제는 신체 건강과 인지 기능 또한 연결되어 있다는 점이다. 신체 활동이 줄면 몸이 쇠약해지고, 몸이 쇠약해지면 우울감이 악화되며, 이는 다시 신체 활동을 줄어들게 만든다. 사회적 활동의 감소는 이러한 인지 기능과 신체 건강 사이의 상호 연결성을 통해 정서와 신체를 넘어서는 전면적인 악순환을 만들고, 내재역량의 감소를 초래한다.

결국 사회적 위축은 가속노화의 계기가 되기도 한다. 실제로 연구를 통해 사회관계의 폭과 밀도가 낮으면 인지 기능, 우울감, 노쇠와 질병에 악영향을 준다는 것이 밝혀졌다. 이러한 문제로 사회관계는 삶을 살아가는 데 꼭 챙겨야 할 하나의 영역으로 간주하며, 사회관계의 취약성을 '사회적 노쇠social frailty'라고 부른다. 특히 은퇴로 인한 일상생활의 변화나 사별로 인한 독거, 가족의 이동 등 사회적으로 위축되기 쉬운 상황에 직면했을 때는 주의를 기울여야 한다. 이런 변화의 상황에서는 자칫 사회적 노쇠에 빠질 위험이 높기 때문에 기존의 사회적 관계를 재조정하거나 새로운 사회적 활동을 찾는 노력이 필요하다. 반대로, 노년기에 이르러서도 직업이나 취미 활동을 꾸준히 지속하는 것은 인지능력을 사용하는 신체 활동이자 동시에 사회적 활동이라는 측면에서 치매, 우울증, 노쇠 예방에 큰 효과가 있다.

SNS에서의 사회적 관계

사회적 관계를 유지하고 향상하는 것이 단순히 사람과의 만남을 늘리는 것만은 아니다. 하지만 문제는, 과거 여가 시간을 채웠던 종교나 문화 예술, 체육, 자원봉사 같은 사회적 활동에 스마트폰이라는 중독성 강한 경쟁 상대가 나타났다는 것이다. 우리는 점점 더 많은 시간을 스마트폰 화면을 바라보며 보낸다. 사람과의 소통조차 이제는 SNS에서 대신한다. 하지만 스마트폰을 통한 관계 구축은 사람의 욕구를 충분히 충족하지 못한다. 질 좋은 사회적 관계는 우울감과 외로움을 개선하지만, 스마트폰과 SNS의 사용은 오히려 더 높은 우울감과 연관되어 있다. 청소년에서 SNS 사용량이 많을수록 더 심한 외로움을 느낀다는 연구나 스마트폰 사용 시간이 길수록 불안과 수면 장애를 경험할 가능성이 높다는 연구 결과가 이를 뒷받침한다. 인위적으로 SNS 사용을 줄이면 외로움이 감소하는 것도 관찰됐다. SNS를 통한 소통은 질 좋은 사람과의 관계가 주는 세로토닌이나 옥시토신이 아닌, 도파민 중독에 빠지게 한다. 단순당을 반복적으로 섭취하면 식탐이 악화되어 가속노화에 빠지고, 마약을 반복적으로 사용하면 비탄에 빠져 폐인이 되는 것처럼, 스마트폰 애플리케이션에 설계된 도파민은 우리의 정신 건강에 해로운 영향을 준다. 결론적으로, 방에 앉아 스마트폰만 보다 보면 더 우울해지고, 머리도 나빠지고, 근육도 녹는다. 그만한 가속노화가 또 어디에 있겠는가. 그럴수록 바깥으로 나아가 진짜 사람과 진짜 세상을 만나야 한다.

과도한 스마트폰과 SNS 사용은 해악이 있지만, 그럼에도 불구하고 디지털 기술을 활용한 사회적 연결에 대해서도 짚고 넘어갈 필요가 있다. 사회적 연결을 유지하고 새로운 관계를 맺는 데 있어서 앞으로는 지금보다 더 디지털 기술의 중요성이 커질 수밖에 없기 때문이다. 특히 질병이나 노쇠, 장애로 이동성이 제한되는 경우에는 디지털 기술이 더욱 도움이 될 수 있다. 그러나 노년기에는 이와 같은 서비스를 자유자재로 사용하는 것이 쉽지 않다. 이 경우 지역사회에서 제공하는 디지털 리터러시digital literacy(인터넷을 통해 본인에게 필요한 정보를 탐색하고 이해하는 능력) 프로그램을 활용하면 도움이 될 수 있다.

질 좋은
사회적 관계의 힘

사회가 이렇게 변화할수록 사람과의 깊고 의미 있는 관계, 질 높은 관계를 형성하고 유지하는 것이 필요하다. 이는 먼저 가까운 가족과 친구, 이웃과 동료 등 우리 주변에 있는 사람과의 교류를 통해 이룰 수 있다. 사회적 관계를 향상하는 방법의 하나는 공통의 관심사를 가진 사람들과의 만남을 추구하는 것이다. 이는 직업적인 활동이 아니더라도, 문화 체육 활동을 비롯한 여러 가지 동호회 모임, 자원봉사 그룹, 교육 강좌, 종교 활동 등을 통해서도 가능하다.

특히 '은퇴'는 갑작스럽게 사회적 위축이 발생하고, 전반적인 건강 상태가 무너지기 쉬운 생애 주기의 이벤트이다. 이때는 일이나 취미를 포함하는 여러 가지 일상 재조정을 통해 사회적 자극을 유지해야 일상의 루틴을 지키고 몸과 마음의 건강을 유지할 수 있다. 이렇게 전반적인 내재역량을 높은 상태로 유지하면, 은퇴했지만 은퇴하지 않은 상태, 나이들지만 젊은 것과 같은 상태로 평생 사회와 의사소통할 수 있다. 이밖에 지역사회나 온라인을 통해 이루어지는 평생교육 프로그램에 참여하는 것도 사회적 연결을 유지하고 개인의 정체성과 삶의 목적을 강화하는 데 도움이 된다. 빈곤 때문에 은퇴하지 못하고 억지로 일을 찾아야 한다는 개념에서 벗어나, 더 건강한 나를 만들기 위해 꾸준히 학습하고 참여한다는 생각으로 삶을 바라보는 것이 좋다.

마지막으로 사회관계망 역시 양보다 질이라는 점을 강조하고 싶다. 강한 사회적 연결이 건강과 장수에 긍정적인 효과를 가지지만, 스트레스를 유발하는 부정적인 관계는 건강을 해칠 수 있다는 사실이 여러 연구에서 관찰되었다. 하루에 만나는 사람의 수가 50명 이상이 될 경우는 오히려 더 우울하다는 국내 연구가 있는데, 수많은 사람을 만나는 연예인이나 인플루언서가 외로움과 우울감을 호소하는 것이 이런 사실을 뒷받침한다.

결혼이라는 강한 연결이 주는 건강상의 영향도 성별에 따라 다르게 관찰된다. 미국에서 수행한 한 연구에서, 남성은 여성 배우자를 잃고 삶의 만족도가 큰 폭으로 감소했지만, 여성이 남성 배우자를 잃은 경우 삶의 만족도 감소는 이에 비해 현저히 적었다. 아시아권 국가의 연구에서 결혼 상태를 유지하는 것이 남성에서는 기대수명 증가로 이어지지만, 여성에서는 그렇지 못한 경우가 많다. 결국 사람과 사람의 관계가 서로의 건강을 유지하는 계기가 되려면 서로가 신뢰할 수 있고, 또 만족할 수 있는 좋은 관계가 되어야 한다.

사회적 관계는 우리의 노화 과정과 내재역량에 막대한 영향을 미치며, 몸과 마음의 건강과 복잡한 상호관계를 맺고 있기도 한 건강의 요소이다. 삶의 지향점과 건강의 목표를 고려하여 건강하고 적극적인 사회 활동을 계획하고 실천하면 나의 몸과 마음의 건강이 개선되는 선순환의 기회가 된다.

끊임없이 사회에
참여하는 삶

그러므로 다가오는 100세 시대에는 꾸준히 사회에 참여하려는 노력이 중요해진다. 앞으로 우리는 평생 공부하고 평생 일하며, 동시에 늘 은퇴한 것과 비슷한 삶을 만들어 가야 할 가능성이 높다. 정규 교육 이후 한 가지 직업을 유지하다가 일정 시기가 되면 은퇴하여 휴식으로 노후를 보내는 과거의 생애 주기가 이제는 잘 작동하지 않기 때문이다. 기술 혁신으로 일자리가 사라지며 또 새로이 생겨나는 과정에서는 주 소득원도 계속 바뀐다. 새로운 세상의 기술에 적응하려면 평생 공부를 이어갈 수밖에 없다. 중요한 것은 노년기의 경제 활동을 '노인빈곤'의 결과로 이해하던 과거의 시각에서 벗어나는 것이다. 평생 공부하고 일하는 것은 치매 예방책이자 노쇠 예방책이다. 아주 작은 일이나 봉사 활동이라도 좋다. 집에서 나와 어딘가로 향해야 하고(신체 활동), 직무를 수행해야 하며(인지 활동), 사람을 상대해야(사회 활동) 한다. 활동적인 노년의 선순환은 내재역량을 강화하고, 강화된 내재역량은 활동적인 삶을 오래 영위할 수 있도록 해준다. 건강하고 행복한 100년짜리 삶은, 평생 나에게 중요하면서 즐거운 것을 찾고 이를 추구하는 과정에서 일어나는 끊임없는 몸 고생과 머리 고생으로 만들어진다. 각자의 삶은 그렇게 평생을 조각해 나가야 할 예술품이다.

NOTE

1. 사회적 활동의 감소는 정서와 신체를 넘어서는 전면적인 악순환을 만들고, 내재역량의 감소를 초래해 가속노화의 계기가 된다. 이러한 문제로 사회관계는 삶을 살아가는 데 꼭 챙겨야 할 하나의 영역으로 간주하며, 사회관계의 취약성을 '사회적 노쇠social frailty'라고 부른다.

2. 사람과의 깊고 의미 있는 관계, 질 좋은 관계를 형성하고 유지하는 것이 중요하다. 문화 체육 활동을 비롯한 여러 가지 동호회, 자원봉사, 교육 강좌, 종교 활동 등을 통해 좋은 사회적 관계를 형성할 수 있다.

3. 강한 사회적 연결이 건강과 장수에 긍정적인 효과를 가지지만, 스트레스를 유발하는 부정적인 관계는 건강을 해칠 수 있다. 사람과 사람의 관계가 서로의 건강을 유지하는 계기가 되려면 우선 서로 신뢰하고 만족할 수 있는 좋은 관계가 되어야 한다.

4. 꾸준한 사회 참여는 신체 활동, 인지 활동, 사회 활동이 합쳐진 건강관리 활동에 가깝다. 활동적인 노년의 선순환은 내재역량을 강화하고, 강화된 내재역량은 활동적인 삶을 오래 영위할 수 있도록 해준다.

노화와 관련한
소소한 궁금증 II

Q 오래 사는 것은 타고나는 것일까?

A 유전자가 건강수명에 얼마나 기여하는지는 명확하게 정량화하기 어렵다. 하지만 일반적으로는 유전자가 건강수명에 대한 변동의 약 20~30%를 차지하는 것으로 받아들여진다. 이는 쌍둥이 연구를 통해 사람에게서도 확인되는데, 같은 환경에서 성장한 일란성 쌍둥이 사이의 건강 상태와 수명의 유사성을 비교하는 방법을 통해서 유전자의 역할을 추정할 수 있다. 그렇다면 나머지 약 70~80%는 결국 환경적 요인과 우연(운)의 몫이다. 정리하면, 건강수명에 있어 유전자보다는 이 책에서 이야기하는 노화를 느리게 만드는 전면적인 생활 습관의 몫이 상당히 크다는 말이다. 많은 부분이 운에 의해서 결정된다고 받아들여지는 악성신생물(암) 발생 가능성도 역시 이 책에서 다루고 있는 생활 방식에 의해 큰 폭으로 낮아질 수 있음이 잘 연구되어 있다.

Q 건강하게 사느라고 스트레스 받느니 스트레스 안 받고 인생을 즐기겠다?

A 사람들은 '몸을 건강하게 만드는 일'이 즐거움을 앗아가고 스트레스를 줄 것이라고 오해한다. 지금 당장만 생각한다면 그럴싸하게 느껴질 수 있다. 하지만 먹는 것, 움직이는 것, 생각하는 것, 쉬는 것 전반에서 건강한 생활을 실천해보면, 그리고 장기적인 삶의 관점에서 생각을 해보면 이는 옳지 않은 생각임을 금방 알아차릴 수 있다. 건강을 유지하는 것이 스트레스를 유발한다는 주장은 건강한 생활 습관을 가지는 것이 어렵고 불편하다는 부정적인 시각에서 비롯된다. 건강한 식습관과 규칙적인 운동은 즐거움을 주고 에너지를 높이며, 스트레스 호르몬 수치를 낮춘다. 또한 자극적이지 않은 자연스러운 자극에도 기쁨을 느낄 수 있게 된다. 아주 달고 짜고 기름진 음식을 먹어야만 도파민과 엔돌핀이 나오던 입맛에서 자연의 식재료를 즐길 수 있는 입맛으로 바뀌면 견과류나 달지 않은 과일에서도 큰 즐거움을 얻을 수 있다. 숏폼 비디오를 끊임없이 이어 보던 도파민 중독 상태에서 벗어나 마음챙김 상태, 몰입할 수 있는 상태를 만들면 고전의 글귀에서도 충만한 즐거움을 얻을 수 있다. 정작 단순당, 숏폼 비디오, 술, 도박처럼 일견 스트레스를 풀 수 있을 것 같은 빠르고 강력한 자극원들은 이윽고 이 자극이 머릿속에서 사라지면 정신적 스트레스와 갈망을 야기한다. 혈당을 빠르게 올리는 단순당이 곧 저혈당을 만들며 스트레스와 식탐을 만드는 것과 마찬가지다. 결과적으로 내가 경험하는 즐거움의 총량을 늘리는 방법은 현대적이고 쾌락주의적인 방법으로 더 많은 자극원을 접하는 것이 아니다. 오히려

지속 가능한 즐거움은 균형 잡힌 생활, 즉 신체적, 정서적, 정신적 건강을 모두 지키는 자연스러운 삶의 방식을 통해 구현할 수 있다. '즐기면서 살기'와 '건강하게 살기'는 서로 배타적인 것이 아니라, 상호 보완적인 관계일 수 있다. 나아가, 건강한 생활을 유지하면 장기적으로 더 많은 즐거움을 누릴 수 있다. 질병이나 건강 문제로 인한 제한된 활동성, 통증, 불편함 등은 삶의 질을 크게 저하하고 즐거움을 감소시킨다. 건강을 유지함으로써 우리는 더 오래, 더 활동적이게, 더 만족스럽게 살 수 있다. '건강하게 사느라고 스트레스 받느니 스트레스 안 받고 즐기겠다'는 주장은 장기적인 시각에서 보면 성숙하지 않은 일종의 방어기제라고 할 수 있다.

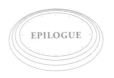

당신의 1년은
얼마입니까?

지금까지 노화를 느리게 만들고 건강한 노년을 보내기 위한 방법을 삶의 여러 측면에서 살펴보았다. 하지만 아직 스스로 느낄 만한 건강상의 문제가 없는 사람은 이 책의 내용이 와닿지 않을 것이다. 일단 현재를 즐기고 볼 일이지 무슨 참견이냐 생각할 수도 있다. 그래서 마지막으로 이 삶의 가치를 숫자로 계산해 보려고 한다.

지금까지 말한 생활 습관 개선을 실천하면 수명을 길게는 20년 가까이도 늘릴 수가 있는데, 그 기간은 대부분 젊을 때와 다르지 않은 독립적인 삶으로 채워지게 된다. 그렇다면 질 좋은 삶 20년의 가치는 얼마일까?

삶의 질 보정 생존 연수quality-adjusted life year, QALY라는 개념이 있다. 최상의 건강한 상태로 지낸 1년을 1이라고 하고, 1년간 생존해 있다고 하더라도 삶의 질이 사망한 것과 비슷한 수준으로 매우 떨어지는 상태는 0에 가까운 것으로 계산하는 방식으로, 새로운 의료 기술이 얼마만큼의 경제 가치가 있는지 계산할 때 흔히 사용된다. 질 좋은 삶 20년은 QALY로는 20에 가까울 것이다. 물론 노년기에 따르는 만성 질환으로 삶의 질이 완벽하지 않을 수 있으므로 실제로는 20보다는 적은 수치가 될 것이지만, 편의상 20이라고 하자. 이렇게 QALY 20, 즉 질 좋은 삶 20년을 추가로 얻게 되는 것의 경제적 가치를 확인하는 방법에는 여러 가지가 있다.

2018년 한국인 507명을 대상으로 수행한 연구에 따르면, 완치에 가까운 삶의 질이 동반된 1년의 생명 연장은 3,500만 원의 가치가 있다고 한다. 2016년에 20~60대 1,000명을 대상으로 한 또 다른 연구에서는 건강 수명 1년의 가치가 평균 2,492만 원인 것으로 조사됐다. 보건의료연구원이 2013년 만 20~59세 성인 1,932명을 대상으로 조사한 결과에서는 사람들이 1년의 수명 연장에 평균 3,050만 원을 지불할 의사가 있는 것으로 밝혀졌다. 특히 이 연구에서는 질병의 중증도에 따라서 사람들이 생각하는 1년의 가치(지불 의사)가 달라져 더욱 흥미로웠는데, 경증일 때는 1년을 더 사는데 2,050만 원을 낼 생각이 있고, 중간 정도라면 3,072만 원, 중증이라면 4,028만 원을 낼 의사가 있다고 했다. 이런 연구를 종합하면, 20년의 질 좋은 수명 연장은 5년 전 물가로 쳐도 최소 5~7억 정도의 가치가 있음을 알 수 있고, 물가 상승을 감안하면 최소 10억 이상의 가치가 있다고 볼 수 있다.

건강이 조금 더 구체적인 문제로 느껴지면 지불 의사가 커지는 경향도 관찰된다. 2014년 한국릴리가 조사했을 때, 일반인 응답자의 45%는 암 환자의 생존 기간을 1년 연장하는 치료에 5,000만 원의 비용을 부담할 가치가 있다고 답변했는데, 이는 위에서 말한 비슷한 시기에 조사된 건강 수명 1년 연장 비용 3,050만 원보다 현저히 큰 값이다. 마찬가지로 젊은 세대이거나 현재 몸에 불편함을 느끼지 못하는 사람은 노화 지연이나 건강한 노년에 대해 시큰둥한 경우가 많다. 아무래도 당장 자신의 문제로 느껴지지 않아서일 것이다.

간병 부담은 어떨까? 2016~2019년 국내에서 조사한 연구를 보면, 한 사람이 노쇠하거나 치매에 걸린 상태로 집에서 요양 서비스를 받으며 생존하기 위한 돌봄 관련 비용은 연간 2,500~3,000만 원 정도였다. 이 역시 2023년 시점으로는 물가가 많이 올라서 1.5배 정도가 될 것이다. 그런데 지금까지 책에서 소개한 방법들을 활용하면 수명이 연장되며 골골거리는 기간이 늘어나는 것이 아니라, 오히려 노년기 전체에서 돌봄이 필요한 기간을 줄일 수 있다. 돌봄이 필요한 기간을 10년 이상 뒤로 미룰 수 있다면 삶의 가치와는 별개로 직접적인 돌봄 비용만 현재 물가로 4억 원 이상을 아낄 수 있다.

이런 계산을 모두 모아 보면, 건강한 노년기 생활 1년이 가지는 가치는 지금 물가 기준으로 1억 원 정도가 된다. 물론, 무한한 가치가 있는 사람의 삶을 경제적 가치로 환원하는 것은 옳지 못하다. 하지만 이렇게 단순히 환원했을 때조차 이런 무시하지 못할 값이 나온다. 실제 삶은 분명 이 이상의 가치를 가질 것이라고 확신한다. 균형 잡힌 생활 습관을 만드는 노력이 서울의 아파트 한 채는 더 가진 상태로 노년을 맞이할 기회를 주는 셈이다.

하지만 안타깝게도 너무 많은 이들이 단기적 관점으로 삶을 바라본다. 당장 더 많은 즐거움을 얻거나 더 빨리 돈을 벌고 싶어 한다. 그 과정에서 소모하는 건강의 가치는 당장 측정되지 않으니 무시해 버리는 경우가 많다. 책의 앞부분에서 단기간의 다면적 생활 습관 중재로도 생물학적 나이가 3년 이상 감소되는 효과가 있다고 말했다. 이미 중년기나 노년기에 진입한 인구 집단에서도 생활 습관은 기대 여명을 가르는 효과가 있다. 항상 모든 삶의 습관이 최상인 건강 상태에 머물러 있을 수만은 없다. 살다 보면 한동안은 여러 면의 생활이 헝클어질 수도 있다. 설령 그렇다고 하더라도 균형 잡히고 느리게 나이들 수 있는 생활 습관의 원점으로 돌아올 수 있는 지향과 의지만 있으면 된다. 여러 상황이 만든 생활의 악순환은 선순환의 힘으로 틀림없이 풀어낼 수 있다.

건강한 나이듦을 만드는 데 있어서 마지막으로 한 번 더 강조하고 싶은 것은 '중용'이다. 무엇이든 한쪽으로 치우치는 것은 좋지 않다. 사람은 어떤 한 가지 방식으로 효과를 보기 시작하면 그 방식에 과도하게 치우치는 경향이 있다. 특정 루틴의 근력 운동이 될 수도 있고, 동물성 음식을 먹지 않는 것이 되기도 하며, 채소를 피하는 것일 수도 있다. 체지방률이 한 자릿수가 되도록 다이어트에 열심인 사람도 있다. 하지만 블루존 식사나 MIND 식사, 그리고 내가 생각하는 다면적 운동의 가장 기본은 '다양성'과 '적당함'이다. 사람에게 시간과 습관의 힘은 대단해서, 굳이 건강하지 않은 불균형을 만들어 낸 후 오랜 시간 그 습관을 유지하면 몸과 마음이 큰 폭으로 틀어질 수 있다. 그래서 이 책을 무언가 더한다는 측면뿐만 아니라 나의 습관을 조정한다는 측면에서도 활용하길 바란다.

균형 잡힌 삶의 방식은 지혜로운 노년, 즐겁고 행복한 노년을 만든다. 건강한 노년을 즐기며 사람, 사회와 소중한 시간을 더 보내는 것은 우리의 내재역량을 더욱 강화할 기회가 된다. 이는 또한 더 오랜 기간 현역으로, 한편으로는 은퇴한 것과 다르지 않은 자유로운 활동을 지속하며 사회에 기여하는 기회가 되기도 한다. 이런 삶이 경제적인 자유로움을 선사하는 것은 너무나 당연하다.

이 책을 통해 우리는 건강한 노년을 위한 다양한 전략과 원칙에 대해 살펴보았다. 이제 실천만이 남았다. 당신의 1년은 얼마인가. 그것은 우리가 얼마나 의미 있고 건강한 삶을 만들어 가는지에 달렸다. 한 해 한 해 가장 소중한 1년을 만들어 가길 바란다.

참고 문헌

주요한 참고 문헌을 위주로 각 파트별 단행본, 국내 문헌, 영문 문헌 순으로, 국문은 첫 저자의 가나다순, 영문은 알파벳순으로 정리하였다. 논문의 저자가 6명 이상인 경우는 첫 3명까지 표기하였다. 중복되는 경우 아래 참고문헌 목록에는 최초 1회만 표기하였다.

PROLOGUE

• 베카 레비 저, 김효정 역,《나이가 든다는 착각: 몸과 마음에 대한 통념을 부수는 에이징 심리학》, 한빛비즈, 2023
• 정희원,《지속가능한 나이듦》, 두리반, 2021
• 정희원,《당신도 느리게 나이 들 수 있습니다》, 더퀘스트, 2022
• Levy BR, Slade MD, Kunkel SR, Kasl SV. Longevity increased by positive self-perceptions of aging. J Pers Soc Psychol. 2002 83(2):261-70.
• Levy, BR, Moffat S, Resnick SM et al. Buffer against cumulative stress: Positive age self-stereotypes predict lower cortisol across 30 years. GeroPsych (Bern), 2016 29(3), 141–146.

PART 1 노화 이해하기

누가 '노인'인가

• Baek JY, Lee E, Oh G, et al. The Aging Study of Pyeongchang Rural Area (ASPRA): Findings and Perspectives for Human Aging, Frailty, and Disability. Ann Geriatr Med Res. 2021 25(3):160-169.
• Jung HW, Baek JY, Kwon YH, et al. At-Point Clinical Frailty Scale as a Universal Risk Tool for Older Inpatients in Acute Hospital: A Cohort Study. Front Med (Lausanne).

2022 6;9:929555.

- Jung HW, Baek JY, Jang IY, Lee E. Operationalization of the Clinical Frailty Scale in Korean Community-Dwelling Older People. Front Med (Lausanne). 2022 10;9:880511.
- Kang MG, Kim OS, Hoogendijk EO, Jung HW. Trends in Frailty Prevalence Among Older Adults in Korea: A Nationwide Study From 2008 to 2020. J Korean Med Sci. 2023 24;38(29):e157.
- Lehallier B, Gate D, Schaum NNanasi T et al. Undulating changes in human plasma proteome profiles across the lifespan. Nat Med. 2019 25(12):1843-1850.
- Sanderson W, Scherbov S. Rethinking age and aging. Population Bulletin, 2008. 63(4) 3-16.

노화의 조건

- Elliott ML, Caspi A, Houts RM, et al. Disparities in the pace of biological aging among midlife adults of the same chronological age have implications for future frailty risk and policy. Nat Aging. 2021 1(3):295-308.
- Jang J, Jung H, Shin J, Kim DH. Assessment of Frailty Index at 66 Years of Age and Association With Age-Related Diseases, Disability, and Death Over 10 Years in Korea. JAMA Netw Open. 2023 1;6(3):e2248995.
- López-Otín C, Blasco MA, Partridge L et al. The hallmarks of aging. Cell. 2013 6;153(6):1194-217.
- Papadopoli D, Boulay K, Kazak L et al. mTOR as a central regulator of lifespan and aging. F1000Res. 2019 2;8:F1000 Faculty Rev-998.
- Sierra F, Caspi A, Fortinsky RH et al. Moving geroscience from the bench to clinical care and health policy. J Am Geriatr Soc. 2021 69(9):2455-2463.

생물학적 나이와 건강수명

- Bell CG, Lowe R, Adams PD et al. DNA methylation aging clocks: challenges and recommendations. Genome Biol. 2019 25;20(1):249.
- Mitnitski A, Song X, Rockwood K. Assessing biological aging: the origin of deficit

accumulation. Biogerontology. 2013 14(6):709-17.

- Rockwood K, Song X, MacKnight C, et al. A global clinical measure of fitness and frailty in elderly people. CMAJ. 2005 30;173(5):489-95.
- Taneja S, Mitnitski AB, Rockwood K, Rutenberg AD. Dynamical network model for age-related health deficits and mortality. Phys Rev E. 2016 93(2):022309.

얽혀 있는 실타래

- 루이스 애런슨 저, 최가영 역,《나이듦에 관하여》, 비잉, 2020
- 대한노인병학회,《노인병학 4판》, 범문에듀케이션, 2023
- Jung HW, Kim S, Won CW. Validation of the Korean Frailty Index in community dwelling older adults in a nationwide Korean Frailty and Aging Cohort study. Korean J Intern Med. 2021 36(2):456-466.
- O'Mahony D, Rochon PA. Prescribing cascades: we see only what we look for, we look for only what we know. Age Ageing. 2022 1;51(7):afac138.

노화의 가속페달

- Belsky DW, Caspi A, Houts R et al. Quantification of biological aging in young adults. Proc Natl Acad Sci. 2015 28;112(30):E4104-10.
- Fitzgerald KN, Hodges R, Hanes D et al. Potential reversal of epigenetic age using a diet and lifestyle intervention: a pilot randomized clinical trial. Aging (Albany NY). 2021 12;13(7):9419-9432.
- Horvath S. DNA methylation age of human tissues and cell types. Genome Biol. 2013 14(10):R115.
- Kong L, Ye C, Wang Y et al. Genetic Evidence for Causal Effects of Socioeconomic, Lifestyle, and Cardiometabolic Factors on Epigenetic-Age Acceleration. J Gerontol A Biol Sci Med Sci. 2023 8;78(7):1083-1091.
- Li Y, Pan A, Wang DD, Liu X et al. Impact of Healthy Lifestyle Factors on Life Expectancies in the US Population. Circulation. 2018 24;138(4):345-355.
- Manuel DG, Perez R, Sanmartin C et al. Measuring Burden of Unhealthy Behaviours

Using a Multivariable Predictive Approach: Life Expectancy Lost in Canada Attributable to Smoking, Alcohol, Physical Inactivity, and Diet. PLoS Med. 2016 16;13(8):e1002082.

- Rizzuto D, Orsini N, Qiu C, Wang HX, Fratiglioni L. Lifestyle, social factors, and survival after age 75: population based study. BMJ. 2012 29;345:e5568.

- Waziry R, Ryan CP, Corcoran DL et al. Effect of long-term caloric restriction on DNA methylation measures of biological aging in healthy adults from the CALERIE trial. Nat Aging. 2023 3(3):248-257.

느린 노화의 해답

- Barzilai N, Huffman DM, Muzumdar RH, Bartke A. The critical role of metabolic pathways in aging. Diabetes. 2012 61(6):1315-22.

- Hevia-Larraín V, Gualano B, Longobardi I et al. High-Protein Plant-Based Diet Versus a Protein-Matched Omnivorous Diet to Support Resistance Training Adaptations: A Comparison Between Habitual Vegans and Omnivores. Sports Med. 2021 51(6):1317-1330.

- López-Otín C, Galluzzi L, Freije JMP, Madeo F, Kroemer G. Metabolic Control of Longevity. Cell. 2016 11;166(4):802-821.

- Pasiakos SM, McLellan TM, Lieberman HR. The effects of protein supplements on muscle mass, strength, and aerobic and anaerobic power in healthy adults: a systematic review. Sports Med. 2015 45(1):111-31.

PART 2 효율적으로 먹기

세끼의 진실

- Caceres-Ayala C, Pautassi RM, Acuña MJ, Cerpa W, Rebolledo DL. The functional and molecular effects of problematic alcohol consumption on skeletal muscle: a focus on athletic performance. Am J Drug Alcohol Abuse. 2022 4;48(2):133-147.

- Cholerton B, Baker LD, Craft S. Insulin, cognition, and dementia. Eur J Pharmacol. 2013 5;719(1-3):170-179.
- Giroud S, Habold C, Nespolo R et al. The Torpid State: Recent Advances in Metabolic Adaptations and Protective Mechanisms. Front Physiol. 2021 11:623665.
- Hannou SA, Haslam DE, McKeown NM, Herman MA. Fructose metabolism and metabolic disease. J Clin Invest. 2018 1;128(2):545-555.
- Lee MB, Hill CM, Bitto A, Kaeberlein M. Antiaging diets: Separating fact from fiction. Science. 2021 19;374(6570):eabe7365.

동화적 식사와 이화적 식사

- American Dietetic Association; Dietitians of Canada; American College of Sports Medicine; Rodriguez NR, Di Marco NM, Langley S. American College of Sports Medicine position stand. Nutrition and athletic performance. Med Sci Sports Exerc. 2009 41(3):709-31.
- Bhaskaran K, Dos-Santos-Silva I, Leon DA, Douglas IJ, Smeeth L. Association of BMI with overall and cause-specific mortality: a population-based cohort study of 3·6 million adults in the UK. Lancet Diabetes Endocrinol. 2018 6(12):944-953.
- Hashimoto Y, Fukuda T, Oyabu C et al. Impact of low-carbohydrate diet on body composition: meta-analysis of randomized controlled studies. Obes Rev. 2016 17(6):499-509. doi: 10.1111/obr.12405. Epub 2016 Apr 5. PMID: 27059106.

3차원 절식 1단계

- Avena NM, Rada P, Hoebel BG. Evidence for sugar addiction: behavioral and neurochemical effects of intermittent, excessive sugar intake. Neurosci Biobehav Rev. 2008 32(1):20-39.
- Ludwig DS, Aronne LJ, Astrup A et al. The carbohydrate-insulin model: a physiological perspective on the obesity pandemic. Am J Clin Nutr. 2021 1;114(6):1873-1885.
- Malik VS, Popkin BM, Bray GA, Després JP, Hu FB. Sugar-sweetened beverages, obesity, type 2 diabetes mellitus, and cardiovascular disease risk. Circulation. 2010

23;121(11):1356-64.

• Rauber F, Chang K, Vamos EP et al. Ultra-processed food consumption and risk of obesity: a prospective cohort study of UK Biobank. Eur J Nutr. 2021 60(4):2169-2180.

• Rizzo MR, Marfella R, Barbieri M et al. Relationships between daily acute glucose fluctuations and cognitive performance among aged type 2 diabetic patients. Diabetes Care. 2010 33(10):2169-74.

• Sawicki CM, Jacques PF, Lichtenstein AH et al. Whole- and Refined-Grain Consumption and Longitudinal Changes in Cardiometabolic Risk Factors in the Framingham Offspring Cohort. J Nutr. 2021 4;151(9):2790-2799.

3차원 절식 2단계

• Liu D, Huang Y, Huang C et al. Calorie Restriction with or without Time-Restricted Eating in Weight Loss. N Engl J Med. 2022 21;386(16):1495-1504.

• Manoogian ENC, Chow LS, Taub PR, Laferrère B, Panda S. Time-restricted Eating for the Prevention and Management of Metabolic Diseases. Endocr Rev. 2022 9;43(2):405-436.

• Morton RW, Traylor DA, Weijs PJM, Phillips SM. Defining anabolic resistance: implications for delivery of clinical care nutrition. Curr Opin Crit Care. 2018 24(2):124-130.

• Wilkinson MJ, Manoogian ENC, Zadourian A et al. Ten-Hour Time-Restricted Eating Reduces Weight, Blood Pressure, and Atherogenic Lipids in Patients with Metabolic Syndrome. Cell Metab. 2020 7;31(1):92-104.e5.

3차원 절식 3단계

• Contreras RE, Schriever SC, Pfluger PT. Physiological and Epigenetic Features of Yoyo Dieting and Weight Control. Front Genet. 2019 11;10:1015.

• Expert Panel on the Identification, Clinical guidelines on the identification, evaluation, and treatment of overweight and obesity in adults: the evidence report. National Institutes of Health, National Heart, Lung, and Blood Institute, 1998.

• Roza AM, Shizgal HM. The Harris Benedict equation reevaluated: resting energy requirements and the body cell mass. Am J Clin Nutr. 1984 40(1):168-82.

노화를 지연시키는 장수 식단

• Arjmand G, Abbas-Zadeh M, Eftekhari MH. Effect of MIND diet intervention on cognitive performance and brain structure in healthy obese women: a randomized controlled trial. Sci Rep. 2022 Feb. 21;12(1):2871.

• Mohammadpour S, Ghorbaninejad P, Janbozorgi N, Shab-Bidar S. Associations between adherence to MIND diet and metabolic syndrome and general and abdominal obesity: a cross-sectional study. Diabetol Metab Syndr. 2020 18;12(1):101.

• Morris MC, Tangney CC, Wang Y, Sacks FM, Barnes LL, Bennett DA, Aggarwal NT. MIND diet slows cognitive decline with aging. Alzheimers Dement. 2015 11(9):1015-22.

• Morris MC, Tangney CC, Wang Y, Sacks FM, Bennett DA, Aggarwal NT. MIND diet associated with reduced incidence of Alzheimer's disease. Alzheimers Dement. 2015 11(9):1007-14.

단백질 섭취의 함정

• Jung HW, Kim SW, Kim IY et al. Protein Intake Recommendation for Korean Older Adults to Prevent Sarcopenia: Expert Consensus by the Korean Geriatric Society and the Korean Nutrition Society. Ann Geriatr Med Res. 2018 22(4):167-175.

영양제, 먹을까 말까?

• Burtscher J, Soltany A, Visavadiya NP et al. Mitochondrial stress and mitokines in aging. Aging Cell. 2023 22(2):e13770.

• Manson JE, Cook NR, Lee IM et al. VITAL Research Group. Vitamin D Supplements and Prevention of Cancer and Cardiovascular Disease. N Engl J Med. 2019 3;380(1):33-44.

• McCormick DB. Vitamin/mineral supplements: of questionable benefit for the general population. Nutr Rev. 2010 68(4):207-13.

• Wandel S, Jüni P, Tendal B et al. Effects of glucosamine, chondroitin, or placebo in patients with osteoarthritis of hip or knee: network meta-analysis. BMJ. 2010 16;341:c4675.

독이 되는 약 vs 약이 되는 약

- By the 2023 American Geriatrics Society Beers Criteria® Update Expert Panel. American Geriatrics Society 2023 updated AGS Beers Criteria® for potentially inappropriate medication use in older adults. J Am Geriatr Soc. 2023 71(7):2052-2081.
- O'Mahony D, O'Sullivan D, Byrne S, O'Connor MN, Ryan C, Gallagher P. STOPP/ START criteria for potentially inappropriate prescribing in older people: version 2. Age Ageing. 2015 44(2):213-8.
- Freedman ND, Park Y, Abnet CC, Hollenbeck AR, Sinha R. Association of coffee drinking with total and cause-specific mortality. N Engl J Med. 2012 17;366(20):1891-904.

PART 3 제대로 움직이기

걷기만 해도 병이 낫는다

- 한국건강증진개발원,《한국인을 위한 걷기 가이드라인》, 2020
- Antonelli M, Barbieri G, Donelli D. Effects of forest bathing (shinrin-yoku) on levels of cortisol as a stress biomarker: a systematic review and meta-analysis. Int J Biometeorol. 2019 63(8):1117-1134.
- Master H, Annis J, Huang S et al. Association of step counts over time with the risk of chronic disease in the All of Us Research Program. Nat Med. 2022 28(11):2301-2308.
- O'Keefe JH, Vogel R, Lavie CJ, Cordain L. Organic fitness: physical activity consistent with our hunter-gatherer heritage. Phys Sportsmed. 2010 38(4):11-8.
- Patel KV, Coppin AK, Manini TM et al. Midlife physical activity and mobility in older age: The InCHIANTI study. Am J Prev Med. 2006 31(3):217-24.
- Tanaka H, Tarumi T, Rittweger J. Aging and Physiological Lessons from Master Athletes. Compr Physiol. 2019 18;10(1):261-296.

걷기만 했는데 병이 났다?

• 송영민, 《제대로 걸으면 아프지 않습니다》, 빌리버튼, 2022

• Li Y, Su Y, Chen S et al. The effects of resistance exercise in patients with knee osteoarthritis: a systematic review and meta-analysis. Clin Rehabil. 2016 30(10):947-959.

좋은 자세가 건강한 몸을 만든다

• 리처드 브레넌 저, 최현묵, 백희숙 역, 《자세를 바꾸면 인생이 바뀐다-내 몸의 긴장을 자유롭게 하는 법》, 물병자리, 2012

• Awad S, Debatin T, Ziegler A. Embodiment: I sat, I felt, I performed - Posture effects on mood and cognitive performance. Acta Psychol (Amst). 2021 218:103353.

• Betsch M, Kalbhen K, Michalik R et al. The influence of smartphone use on spinal posture - A laboratory study. Gait Posture. 2021 85:298-303.

• Michalak J, Mischnat J, Teismann T. Sitting posture makes a difference-embodiment effects on depressive memory bias. Clin Psychol Psychother. 2014 21(6):519-24.

• Nair S, Sagar M, Sollers J 3rd, Consedine N, Broadbent E. Do slumped and upright postures affect stress responses? A randomized trial. Health Psychol. 2015 34(6):632-41.

유연한 몸, 자연스러운 움직임

• Lee PG, Jackson EA, Richardson CR. Exercise Prescriptions in Older Adults. Am Fam Physician. 2017 1;95(7):425-432.

• Li F, Harmer P, Fitzgerald K et al. Effectiveness of a Therapeutic Tai Ji Quan Intervention vs a Multimodal Exercise Intervention to Prevent Falls Among Older Adults at High Risk of Falling: A Randomized Clinical Trial. JAMA Intern Med. 2018 1;178(10):1301-1310.

남은 50년을 좌우하는 근육 건강

• Landrigan JF, Bell T, Crowe M, Clay OJ, Mirman D. Lifting cognition: a meta-analysis of effects of resistance exercise on cognition. Psychol Res. 2020 84(5):1167-1183.

• Lee YL, Lee BH, Lee SY. Handgrip Strength in the Korean Population: Normative Data and Cutoff Values. Ann Geriatr Med Res. 2019 23(4):183-189.

- Strickland JC, Smith MA. The anxiolytic effects of resistance exercise. Front Psychol. 2014 10;5:753.
- Westcott WL. Resistance training is medicine: effects of strength training on health. Curr Sports Med Rep. 2012 11(4):209-16.

일상 속 근육 테크법

- Cordain L, Gotshall RW, Eaton SB, Eaton SB 3rd. Physical activity, energy expenditure and fitness: an evolutionary perspective. Int J Sports Med. 1998 19(5):328-35.
- U.S. Department of Health and Human Services. Physical Activity Guidelines for for Americans. 2018

PART 4 뇌 건강 지키기

치매라는 막연한 두려움

- 딘 세르자이, 아예샤 세르자이 저, 유진규 역,《죽을 때까지 치매 없이 사는 법 – 알쯔하이머는 노화나 유전이 아니라 생활습관 병이다!》, 부키, 2020
- van Dyck CH, Swanson CJ, Aisen P et al. Lecanemab in Early Alzheimer's Disease. N Engl J Med. 2023 5;388(1):9-21.
- de Souto Barreto P, Delrieu J, Andrieu S, Vellas B, Rolland Y. Physical Activity and Cognitive Function in Middle-Aged and Older Adults: An Analysis of 104,909 People From 20 Countries. Mayo Clin Proc. 2016 91(11):1515-1524.
- Lee G, Choi S, Chang J, Choi D et al. Association of L-α Glycerylphosphorylcholine With Subsequent Stroke Risk After 10 Years. JAMA Netw Open. 2021 1;4(11):e2136008.
- Livingston G, Huntley J, Sommerlad A et al. Dementia prevention, intervention, and care: 2020 report of the Lancet Commission. Lancet. 2020 8;396(10248):413-446.

모든 노력의 전제 조건, 수면

- 매슈 워커 저, 이한음 역,《우리는 왜 잠을 자야 할까 - 수면의 꿈과 과학》, 열린책들, 2019
- Alhola P, Polo-Kantola P. Sleep deprivation: Impact on cognitive performance. Neuropsychiatr Dis Treat. 2007 3(5):553-67.
- Musiek ES, Holtzman DM. Mechanisms linking circadian clocks, sleep, and neurodegeneration. Science. 2016 25;354(6315):1004-1008.
- Noya SB, Colameo D, Brüning F et al. The forebrain synaptic transcriptome is organized by clocks but its proteome is driven by sleep. Science. 2019 11;366(6462):eaav2642.
- Sabia S, Fayosse A, Dumurgier J, van Hees VT, Paquet C, Sommerlad A, Kivimäki M, Dugravot A, Singh-Manoux A. Association of sleep duration in middle and old age with incidence of dementia. Nat Commun. 2021 20;12(1):2289.
- Tobaldini E, Costantino G, Solbiati M, Cogliati C, Kara T, Nobili L, Montano N. Sleep, sleep deprivation, autonomic nervous system and cardiovascular diseases. Neurosci Biobehav Rev. 2017 74(Pt B):321-329.
- Wang X, Sparks JR, Bowyer KP, Youngstedt SD. Influence of sleep restriction on weight loss outcomes associated with caloric restriction. Sleep. 2018 1;41(5):10.1093/sleep/zsy027.

가속노화를 만드는 스트레스

- Kivimäki M, Bartolomucci A, Kawachi I. The multiple roles of life stress in metabolic disorders. Nat Rev Endocrinol. 2023 19(1):10-27.
- Noren Hooten N, Pacheco NL, Smith JT, Evans MK. The accelerated aging phenotype: The role of race and social determinants of health on aging. Ageing Res Rev. 2022 73:101536.
- Polsky LR, Rentscher KE, Carroll JE. Stress-induced biological aging: A review and guide for research priorities. Brain Behav Immun. 2022 104:97-109.
- Heikkilä K, Nyberg ST, Theorell T et al. Work stress and risk of cancer: meta-analysis of 5700 incident cancer events in 116,000 European men and women. BMJ. 2013 7;346:f165.

몸과 마음이 편안해지는 호흡법

- Creswell JD. Mindfulness Interventions. Annu Rev Psychol. 2017 3;68:491-516.
- Sevoz-Couche C, Laborde S. Heart rate variability and slow-paced breathing:when coherence meets resonance. Neurosci Biobehav Rev. 2022 135:104576.
- Tang YY, Hölzel BK, Posner MI. The neuroscience of mindfulness meditation. Nat Rev Neurosci. 2015 16(4):213-25.

치매를 예방하는 인지 예비능

- Cheng ST. Cognitive Reserve and the Prevention of Dementia: the Role of Physical and Cognitive Activities. Curr Psychiatry Rep. 2016 18(9):85.
- Maguire EA, Woollett K, Spiers HJ. London taxi drivers and bus drivers: a structural MRI and neuropsychological analysis. Hippocampus. 2006 16(12):1091-101.
- Harrison TM, Weintraub S, Mesulam MM, Rogalski E. Superior memory and higher cortical volumes in unusually successful cognitive aging. J Int Neuropsychol Soc. 2012 18(6):1081-5.
- Penninkilampi R, Casey AN, Singh MF, Brodaty H. The Association between Social Engagement, Loneliness, and Risk of Dementia: A Systematic Review and Meta-Analysis. J Alzheimers Dis. 2018 66(4):1619-1633.
- Ruiz-Muelle A, López-Rodríguez MM. Dance for People with Alzheimer's Disease: A Systematic Review. Curr Alzheimer Res. 2019 16(10):919-933. doi: 10.2174/15672050 16666190725151614. PMID: 31345149.
- Stern Y. Cognitive reserve in ageing and Alzheimer's disease. Lancet Neurol. 2012 11(11):1006-12.

사람과 사람 사이 관계의 힘

- 김은경, 김경희. 앱 세대의 사회적 관계와 행복: 사회적 연결망의 규모와 유형 효과,《한국청소년연구》, 2018; 29(3): 275-301
- 이민아, 〈사회적 연결망의 크기와 우울: U자형 관계와 대인신뢰의 조절효과〉,《한국사회학》, 2013; 47(4): 171-200

- Chipperfield JG, Havens B. Gender differences in the relationship between marital status transitions and life satisfaction in later life. J Gerontol B Psychol Sci Soc Sci. 2001 56(3):P176-86.
- Kelly ME, Duff H, Kelly S et al. The impact of social activities, social networks, social support and social relationships on the cognitive functioning of healthy older adults: a systematic review. Syst Rev. 2017 19;6(1):259.

EPILOGUE

- 이선애, 〈재가 노인과 시설 노인의 장기요양 돌봄 비용에 관한 비교 연구〉,《사회복지상담연구》, 2019; 3(1): 113-139
- 차지은, 노인장기요양보험 서비스의 비용효과분석. 2016
- Song HJ, Lee EK. Evaluation of willingness to pay per quality-adjusted life year for a cure: A contingent valuation method using a scenario-based survey. Medicine (Baltimore). 2018 97(38):e12453.